超元氣！現代病を防ぐニッポンの知恵

外薗 明博 Akihiro Hokazono

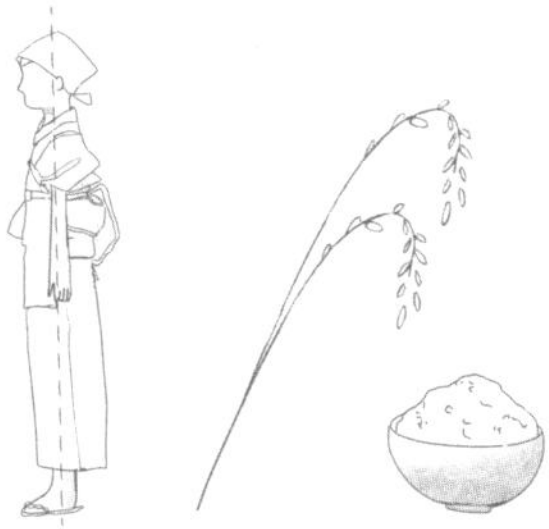

幻冬舎MC

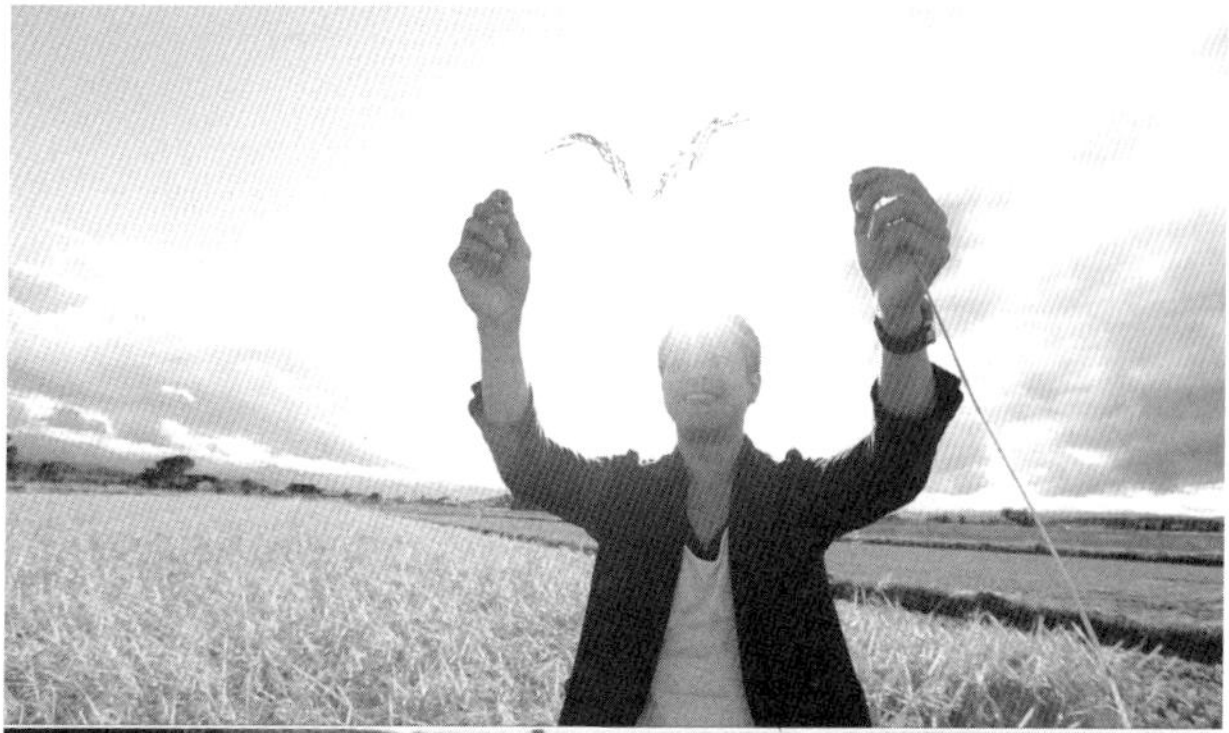
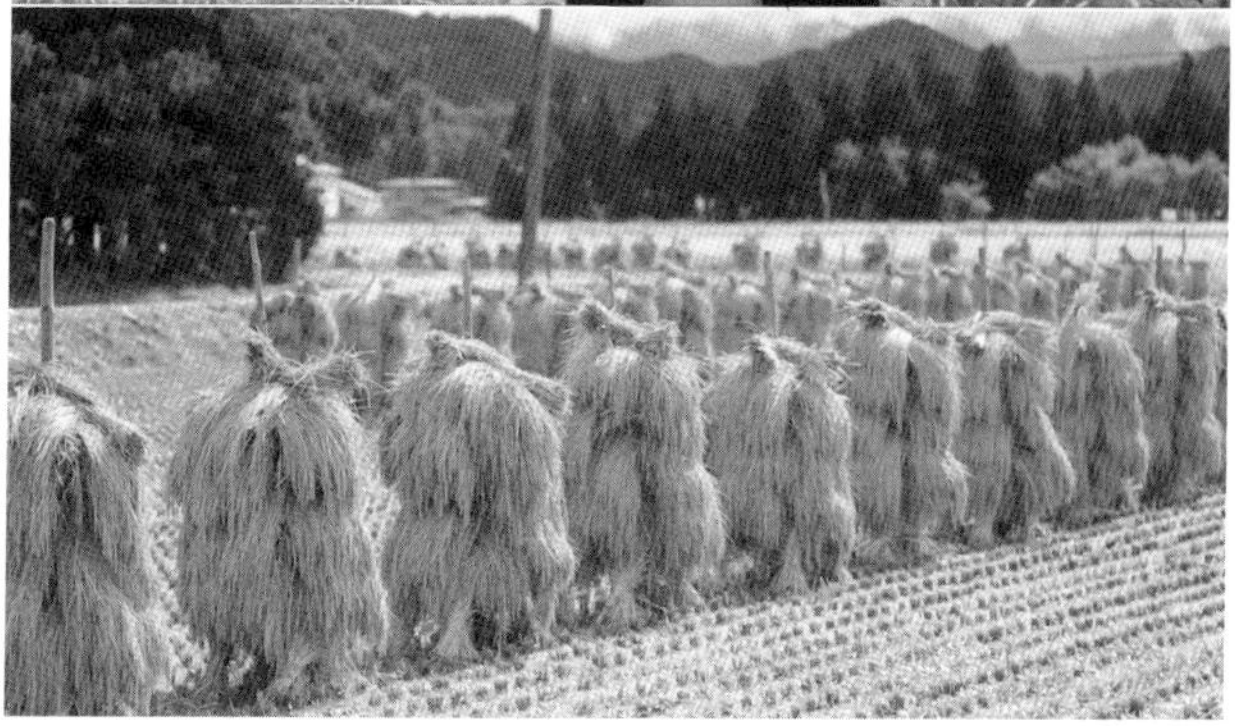

栄養価の高い**土壌環境**から、活力ある**腸内環境**が生まれる

正しい**身体環境**から、活力ある**腸内環境**が生まれる

活力が湧き出る体質が手に入れば、現代病にはならない！

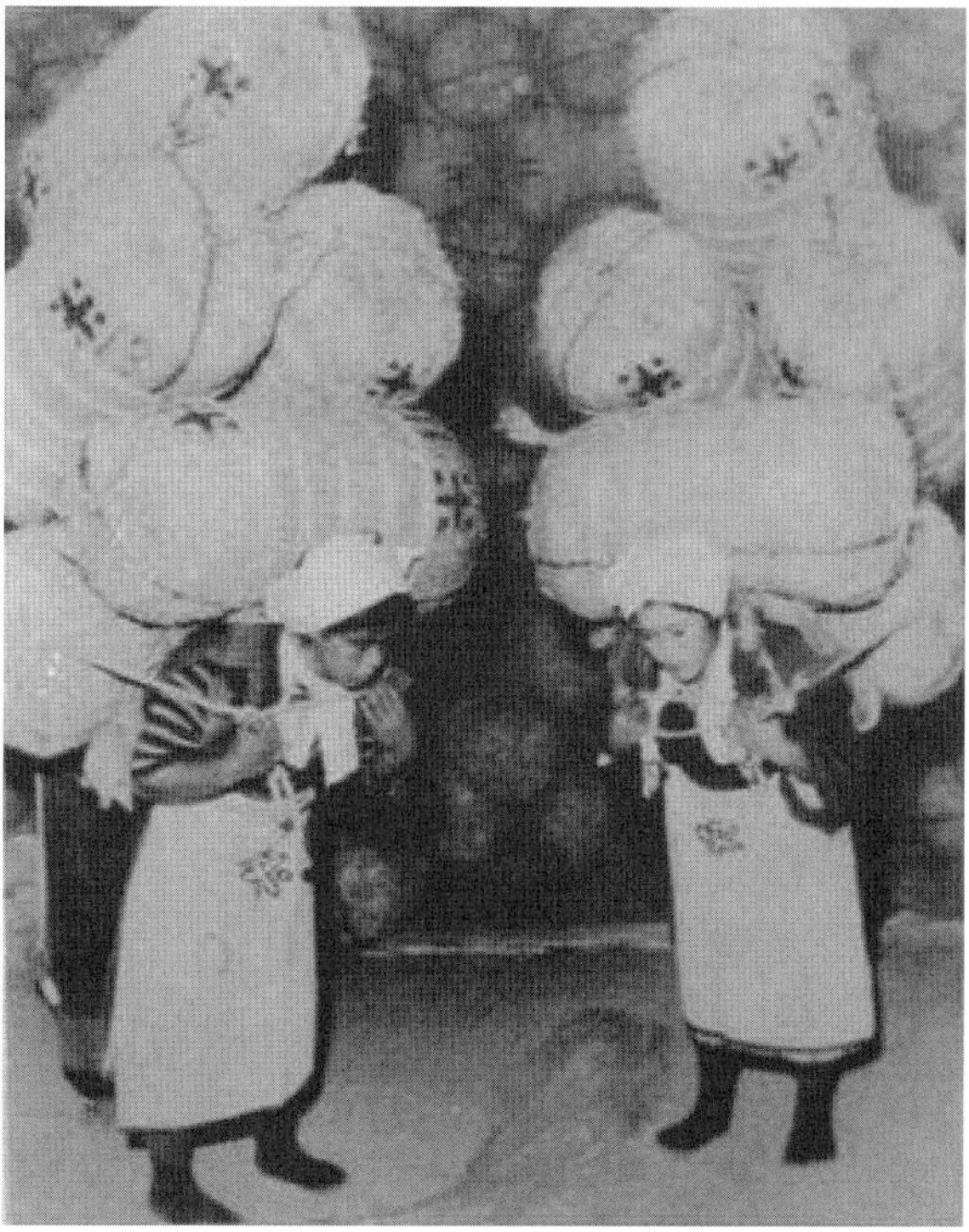

写真：山形県酒田山居倉庫

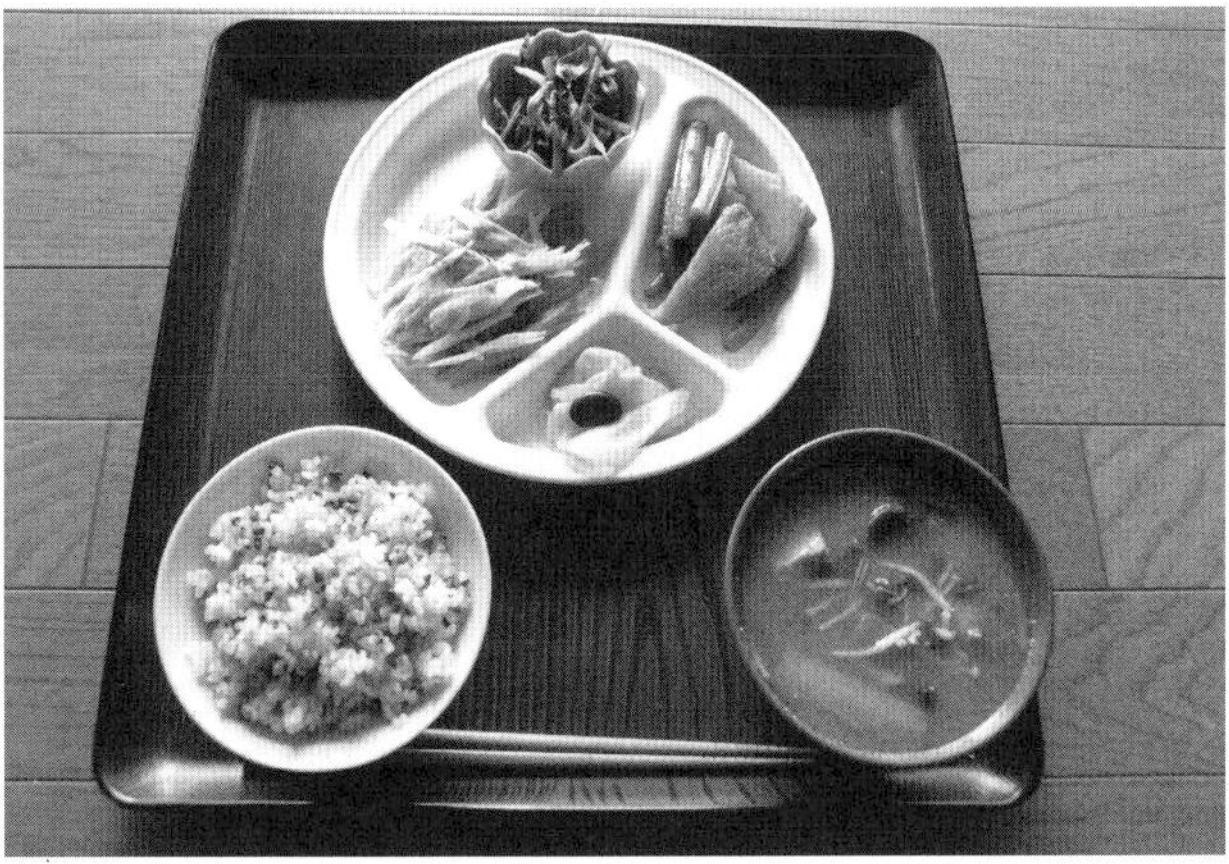

写真：山形県高畠町・無農薬高ミネラル食

「**最強の着物姿勢と高ミネラル食**」が
現代病に悩む日本人の**腸内環境**を整え直し
内なる活力を引き出す最高の**健康法**です

推薦文（ウィリアム・リード氏）

日本文化を愛してやまない私にとって、この本に書いてあることは嬉しいことだらけです。ウンウンとうなづきながら読みました。帯とたすきがけを基本とする「最強の着物姿勢」は私が日常取り入れていることです。

また、味噌や納豆が大好きな私の食事は「高ミネラル食」の和食が基本です。

素晴らしい日本の文化を見直して、活力いっぱいの毎日を過ごしましょう。

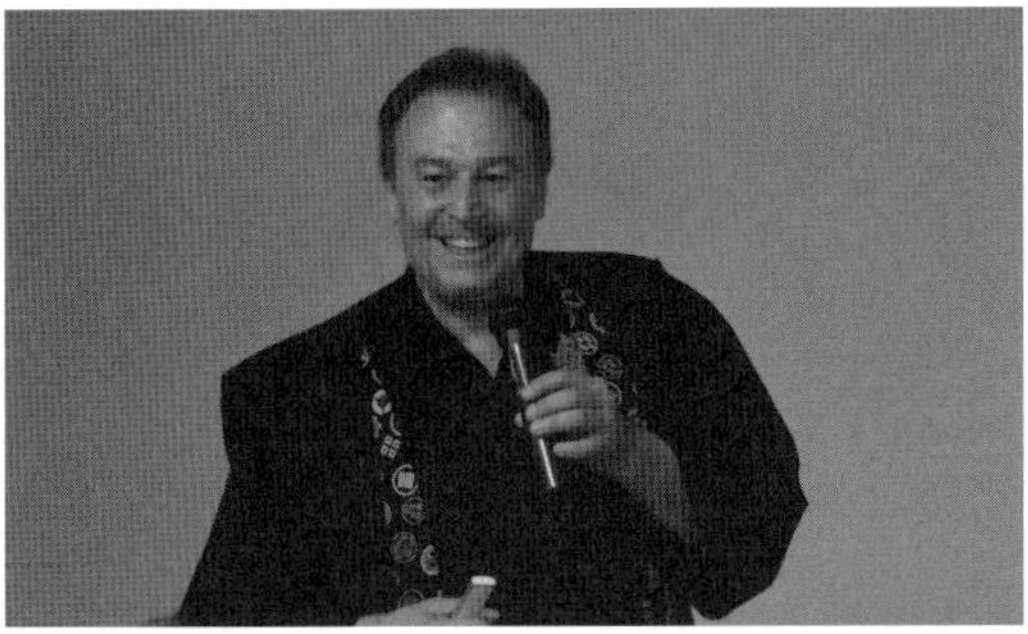

ウィリアム・リード
専門分野：書道、合氣道、プレゼンテーション術、日本文化
アメリカ・ミズーリ州出身。11 歳の時に合氣道に関する本と出会う。1972 年早稲田大学に留学。ミズーリ大学コロンビア校修士課程修了。全日本書道連合會書道十段。全日本教育書道連盟副会長。唯心会合氣道八段。山梨学院大学国際リベラルアーツ学部（iCLA）教授。スポーツ庁 BUDO ツーリズム研究会委員。
著作は『世界最高のプレゼン術』（KADOKAWA ／角川書店）など。テレビやラジオに多数のレギュラーを持つ。書道や合氣道をはじめ、日本文化の素晴らしさを国内外に伝えている。

はじめに

現代病は病気じゃない！

「ちょっとまって⁉　現代病（生活習慣病）って病気じゃないの？」

私がこのような発信をすると全国の仲間達や知人を介して
「毎日、頭痛、腰痛、肩こりなど慢性的な疲れがとれない」

「子どものアトピー、アレルギー、喘息、肌荒れがひどい」

「ここ最近、便秘気味で体調不良が長引いている。解決方法を知りたい！」

「最近、疲れやすく、イライラする。なぜかやる気がでない。良い方法ない？」

という様々な〝健康や教育問題に関する〟お悩みメールが届きます。

そんな私も少し前までは、現代病予備軍者の一人でした。毎日朝早く満員電車で出勤し、帰宅は十時過ぎの生活。運動する時間もなく、三食外食で栄養バランスが乱れ、体重は八〇キロと過去最高を更新。不規則な生活の真っ只中にいました。

現在は、毎朝の運動と無農薬栽培のミネラル豊富なお米と味噌、旬の野菜を中心とする日本型食生活に変わり、体重は七二キロまで減少。健康な毎日を送っています。

以前の生活習慣と大きく変わったのは、

（一）ミネラル成分と抗酸化力の高い食事法

（二）体幹支持力と抗重力筋を活かした身体法

を日常に取り入れたことです。それによって起こった体の変化は、以下の通りです。

①排泄回数が増加し、老廃物が体外へ排出される体質へ改善

②血流が促進し、体温が上昇して、免疫力の高い体質へ改善

③腸内細菌が喜ぶ運動と食事で、病気にかからない体質へ改善

これらの変容を実現してくれるのが本書で紹介する『着物姿勢』と『高ミネラル食』です。その真髄は、今は亡き私の祖父母が教えてくれました。最後まで読み終えたときに、「これを始めるだけで自分の力で現代病のリスクが抑えられる！」と未来に明るい兆しが見えてくれれば、筆者として、これほどうれしいことはありません。

誰でもできる！

すごい健康効果を発揮する

「最強の着物姿勢と高ミネラル食」を今すぐ日常に取り入れて

現代病にならない生き方を手に入れましょう！

超元氣！　現代病を防ぐニッポンの知恵

第一章　現代病の真実

第二章　本当の健康とは

超元氣！　食事編

第四章　日本人が一番健康だった暮らし

事前チェックテスト（健康関心度）

自分の力で健康になるためには、まずは自分の「現在地」を適切に認識した上で、「目的地」を決めることが重要です。あなたが目指す健康なライフスタイルの未来イメージを以下の質問に回答して、明確にしてみましょう。

身体面／食事面
問一：今のあなたの健康に関する悩みは何ですか？
問二：あなたはどのようにその悩みを克服していますか？
問三：あなたがこの本で得たい知識・技術は何ですか？

これらの問いに対する答えを次ページにメモして、本を読み終えたときにもう一度、同じ質問をしてみましょう。ご自身の意識変容を確認してみてください。

記入してみましょう！

なりたい未来の自分の姿

1. ……………………………………

……………………………………

2. ……………………………………

……………………………………

3. ……………………………………

……………………………………

なりたくない未来の自分の姿

1. ……………………………………

……………………………………

2. ……………………………………

……………………………………

3. ……………………………………

……………………………………

現在地（Before）

身体面	
食事面	

目的地（After）

身体面	
食事面	

第一章　現代病の真実

アフリカにはなかった『現代病』

がん、糖尿病、動脈硬化、孤食、孤独死、若者の自殺……。私は二十三歳の頃、青年海外協力隊の体育隊員としてアフリカ・ウガンダ共和国に二年間住んでいました。現地では、現代日本で起きているこれらの社会問題をほとんど耳にすることはありませんでした。豊かな大自然に囲まれ、多くの人々が〝自給自足生活〟で、健康な暮らしをしていました。毎日、無農薬の畑からとれる新鮮な作物を母親が調理し、家族みんなで食卓を囲み、自然の恵みに感謝する日常が当たり前の風景。食品添加物や加工食品を販売するような大型スーパーが生活圏内にはなく、近くの市場では、その日のうちに豊かな土壌からとれた無添加・無農薬の穀類、野菜、果樹などが販売されています。このような「生活環境」に生きる人々には、〝現代病〟という言葉すら存在していませんでした。

日本に蔓延する健康問題

アフリカ社会には馴染みのない〝現代病〟という言葉が、なぜ医療が発達している日本国内で、これほど多く発生しているのでしょうか？　詳しくは第二章で説明しますが、これまで国や学校機関が示してきた「栄養学」や「健康政策」が上手く機能していないことが大きな原因の一つではないでしょうか。特に、敗戦後の占領政策によって「**学校給食と生活環境（衣食住）**」が極度に欧米化した点にあると私は考えています。穀類や大豆などの植物性たんぱく質中心だった日本人の食生活が、乳製品や小麦、肉類など動物性たんぱく質中心の食生活へと加速的に転換されていきました。次第に、戦前にはなかった異変が日本人の心身に起こり始めました。慢性的なアレルギーやアトピー、喘息にかかる子どもが激増したのです。さらに、キレやすい若者、無気力な若者、原因不明な精神疾患など、今まで聞いたことのない症状が多発していきました。（参考：平成三〇年度即時型食物アレルギーによる健康被害に関する全国実態調査）

現代病の原因はなにか

冒頭でもお伝えしましたが、本当に医療や教育が正常に機能しているのであれば、健康問題は年々、減少していかなければなりません。しかし実際は、高齢者や働き盛り世代を中心に、毎年のように医療費が増え続けています。

私はその根本原因は、大きく二つあると思います。

その一つ目は、『**食源病**（しょくげんびょう）』です。今から約四十年前、米国でがんが多発し、現代の日本と似た状況に陥っていました。当時のフォード大統領は、「このままいけば米国は戦争では勝つが、がんで滅びてしまう」と危機感をもち、国を挙げて研究チームを編成し、徹底的に原因の究明にあたりました。そして、現代病（主にがん）の原因を突き止めました。「**がんの原因は、動物性たんぱく質の過剰摂取による〝食源病〟である**」と公表されました。日本の未来のために健康政策の世界基準となる「マクガバンレポート」を紹介していきたいと思います。（参考：光英科学研究所ＨＰ）

マクガバンレポート

一九七七年に発表。一九六〇年代のアメリカ国民一人当たりの医療費は、世界一。平均寿命は世界二六位でした。「このままではアメリカの経済は破綻する」と危機感を抱いたマクガバン上院議員が立ち上がり、アメリカ上院栄養問題特別委員会が世界から有識者を集め、**『食事と健康の関連性』**を国家プロジェクトとして調査しました。

世界中の国々を地域別、人種別などに細かく分けて食生活と病気、健康状態との相関関係を専門的に分析し、各国の医師、生物学者、栄養学者など、約三千人もの人々がこの調査に加わり、二年の歳月をかけてようやく完成したのが、**『マクガバン報告書』**です。この報告書は、五千ページにもおよぶ膨大な内容となり、今でも世界各国が健康政策を考える際のバイブルとして活用されています。残念ながら、日本では未だにこの存在すら知らないリーダー層（医者、政治家、教師、管理栄養士）が多数派を占めています。私たちの未来に示唆を与えてくれる内容を抜粋しましたのでご覧ください。

当時のフォード大統領は、ある時、疑問を持ちました。

「アメリカは医学が進歩している国であり、医療に莫大なお金をかけている。にもかかわらず、こんなにガンや心臓病、生活習慣病、糖尿病が増加の一途を辿っているのはなぜだろう？　何かが間違っているのではないか？」

そして、大統領は特別委員会を設置し、あらゆる分野の専門家を集結し、国家的な調査プロジェクトを始動させました。その委員会の委員長がマクガバン上院議員でした。十九世紀以降のアメリカの病気の変化と食生活の変化を歴史的に追求し、ヨーロッパ、アフリカ、アジア、中近東でも同じ調査を行い、一五〇年前には伝染病で死亡する人はいても、ガンや心臓病、脳卒中などの病気が皆無だったことを発見しました。発展途上国では、今もそうした病気が少ないこともわかりました。そこに共通するのは、やはり「**食生活の違い**」であるということに辿り着いたのです。

（一）ガン、心臓病、糖尿病などの原因は「**現代の食事**」にある。

（二）現代の**医師は栄養素の知識をまったく持っていない**、このために病気が治らない。

（三）**現在は薬に頼った医学**だが、病気を治す根本は薬ではなく自然治癒力。それを高めるのに最も大切なのは「食べ物」である。

（四）これまでは**病原菌退治中心の医学**だったため、**栄養コースを必須にしている医大はわずか四％**である。「**医師の再教育**」が必要だ。

アメリカが国家プロジェクトで調べ上げたマクガバンレポートには、「現在の我々の食事は不自然で、まったくひどいものである。この食事がガン、心臓病、糖尿病などの現代病を産んでいる」とあります。この現代のひどい食事とは、**高脂肪、高カロリーの動物性たんぱく質に偏った食事**ということです。そして、「世界に一箇所だけ理想的な食生活を送っている国がある。私達はその国の食生活を見習うべきだ」とも書いてあります。この国はどこかと言うと、他ならぬ日本なのです。

しかも現代ではなく、『**三百年前の、元禄以前の日本**』。

これが具体的にどういう食事かと言うと、**精白しない穀類を主食に、季節の野菜や海草や小魚**という内容です。**動物性の脂肪、精製加工した糖分を減らした食事**をすることが大切だとレポートされています。皮肉なことに、本家の日本では世代を超えた食生活の欧米化が目立ってきています。日本の栄養学もいまだにカロリー計算ばかりで、古い栄養学から抜け出せていません。

医学会でも、日本では今も食事療法や栄養学は重視されていません。栄養学が必須科目な医大は片手で数えるほどしかないと言われています。

「退院する時、お医者さんに何か食事で気をつけることはないですか？」と聞いても「バランスよく食べて、体力をつけて下さい」としか言われない事が多いですよね。それもそのはず、**お医者さんは「栄養学」を知らない**のです。大学でもほとんど習っていない方が大半なのです。

皆さんは、この報告書を読んでどのように感じたでしょうか？

私も少し前までは、保健体育教師として「栄養と健康」についての講義も担当していました。大変恥ずかしながら、その頃は、このような真実を知りませんでした。なぜなら、医科大学や栄養大学だけではなく、教師を養成する教育大学や体育大学でも健康問題の原因を究明する授業や講義は皆無に等しいからです。

ここまで読んでくださった方は、**「自分で自分の健康を守る力」**を身につけなければ、日本から現代病はなくならないことをご理解いただけたのではないでしょうか。

元禄以前の日本食とは

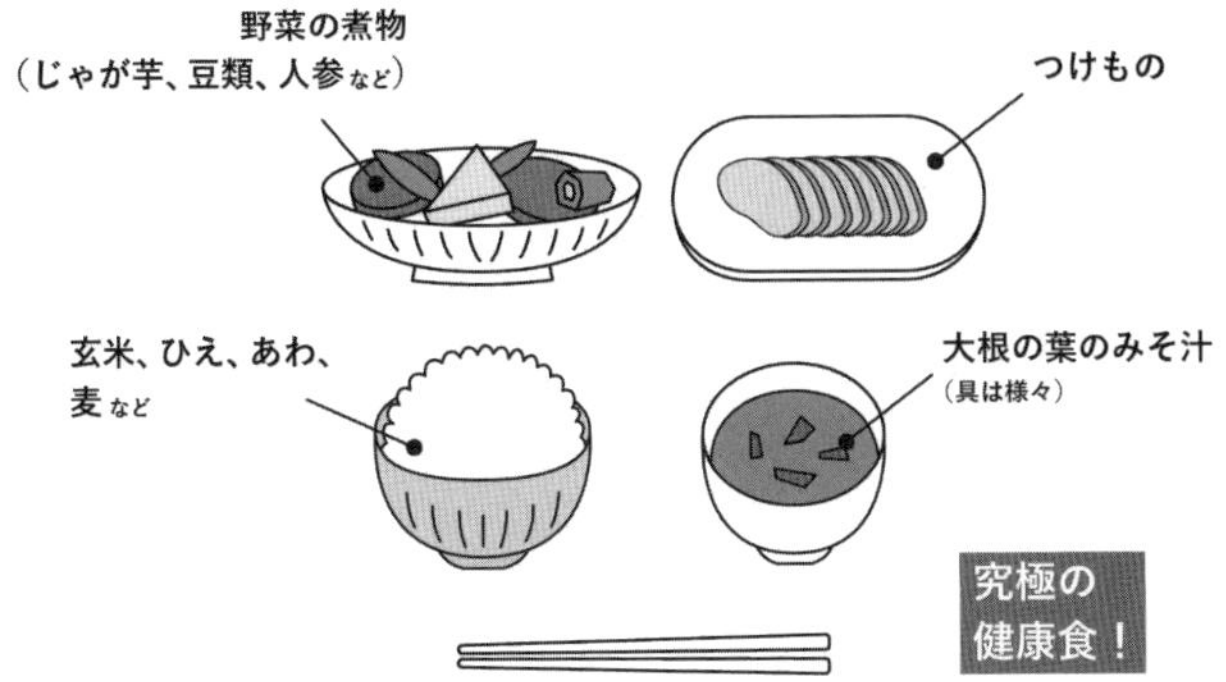

	七大栄養素	主要な食べ物
1	炭水化物	高ミネラル有機米、味噌　＊米：玄米 or 五分つき
2	たんぱく質	味噌、国産大豆、納豆 / 油抜き豚肉、鳥むね肉
3	脂質	ごま、くるみ、青魚、煮豆、ゆで豆、蒸し豆
4	ビタミン	高ミネラル有機米と野菜、味噌、キノコ・海藻類
5	ミネラル	高ミネラル有機米と野菜、味噌、くだもの
6	食物繊維	高ミネラル有機米、味噌、ごぼう、抗酸化野菜
7	酵素	味噌、生の野菜・生卵・生魚・生のくだもの

（図上）掲載元：生物史から、自然の摂理を読み解く

低下し続ける現代日本人の体力

二つ目の原因は、「生活環境の変化による身体機能の低下」です。二〇二〇年一月に公表された調査結果から、令和元年度の小学校五年生及び中学校二年生（以下「児童生徒」）における体力合計点（各テスト項目に係る得点を合計した点数の平均値。以下同じ）について、平成二十年度の調査開始以降の推移をみると、令和元年度は小・中学生ともに低下。小中学生ともに、女子よりも男子の方が大きく低下しており、特に、小学生男子は過去最低の数値でした。スポーツ庁のデータから大きく読み取れるのは、「絶対的な運動時間（機会）の不足」、「スクリーンタイム（スマホ等のスクリーンを見ている時間）の増加」、「朝食の欠損」です。私が気になったのは、これらの生活環境の変化による小中学生の「肥満率の増加」です。身体を動かさない、食事を軽視する傾向がさらに進むと、将来的に生活習慣病予備軍者になるリスクが年々、上がっていくことが懸念されます。（参照：スポーツ庁「令和元年度全国体力・運動能力、運動習慣等調査結果」）

日本の小中学生の体力と生活習慣の相関関係

朝食摂取状況と体力合計点との関係

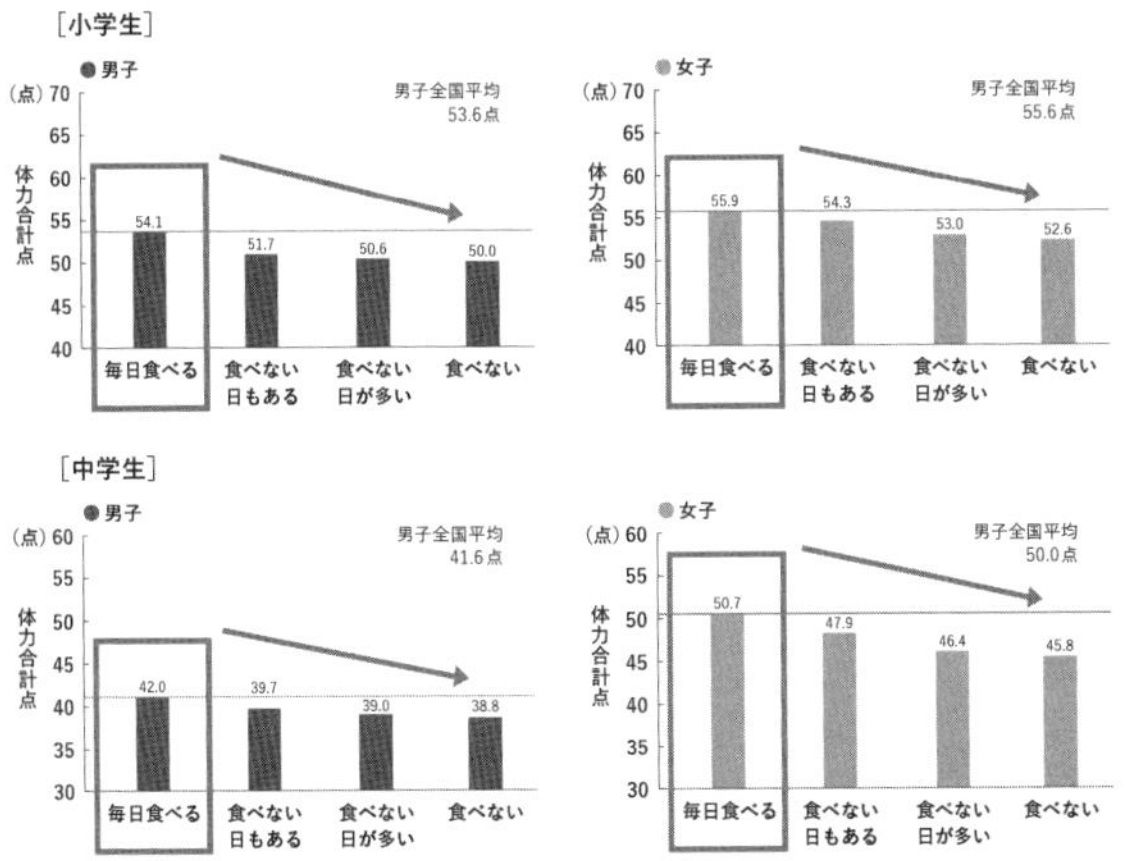

肥満である児童生徒の割合の経年変化

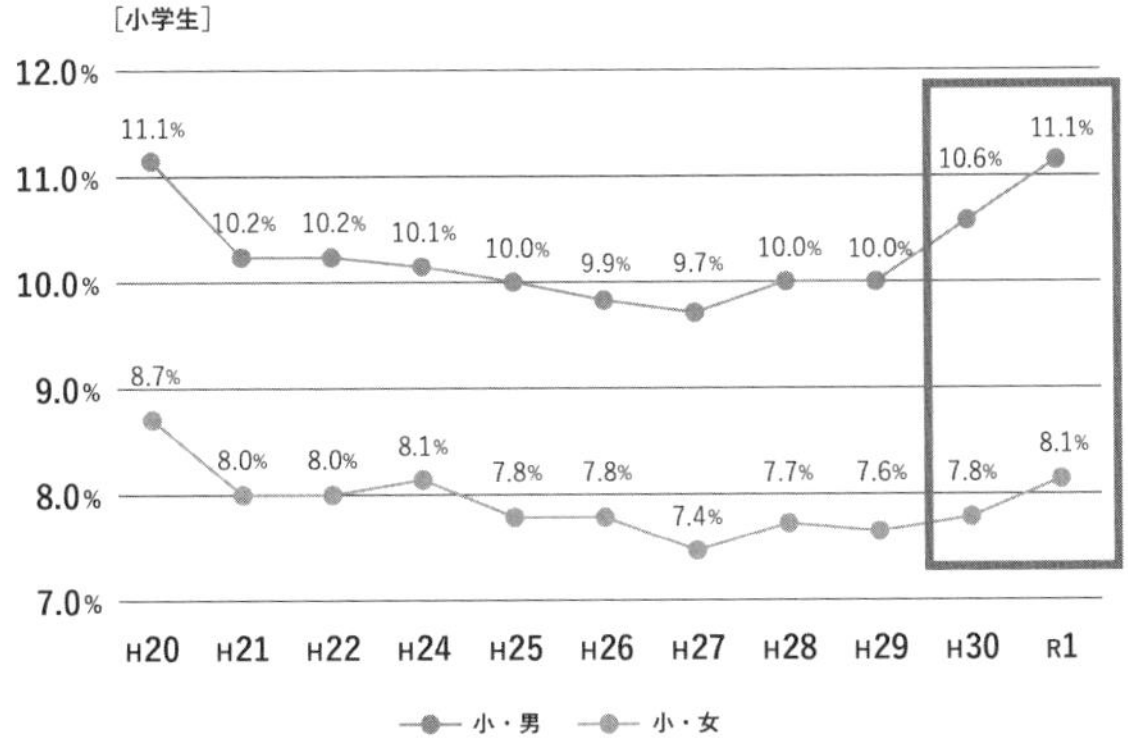

出典：令和元年 スポーツ庁

なぜ日本の若者たちに元氣がないのか

これらの二つの観点から、「どうしたら若者たちが元氣な生活を送れるのか？」を自問し、問題を抱える青少年一〇〇〇名以上と対峙してきました。当時の私が重要視したのは「家庭訪問」でした。なぜなら、子どもたちは、生育環境や親との関係に最も影響を受けるからです。約五〇世帯を訪問し、共通項を発見しました。それは、命の根源である「食と食卓（＝ジャンクフードと孤食）の乱れ」でした。

戦後、日本人の食文化が欧米化し、輸入食、外食産業の進出により、個人が〝好きな物を、好きな時に、好きなだけ食べられる〟生活環境が当たり前になりました。

それによって個人の食習慣に栄養状態が左右され、偏食傾向の人々が増えていきました。人間の生きる力の根源である五大栄養素、食物繊維、酵素をバランスよく摂取できていないため、エネルギーが出ないのは当たり前です。さらに、子どもの教育費を稼ぐために一生懸命働く親の思いとは裏腹に、何か満たされない心を埋めるために、犯罪に手を染める少年少女たち。学校教育だけでは手に負えない負の連鎖が現場では起きていました。それでも希望を失わずに向き合い続け、ある出来事が私を奮い立たせました。

当時、私が通信制高校で担任をしていた母子家庭の少年が、鑑別所に入所する事件が起きたのです。母親から「先生、●●が三日前から××少年鑑別所に入っています。どうしたらいいのか分からなくて……先生に連絡するのが遅くなってしまいました。（嗚咽）」私はいてもたってもいられなくなり、「お母さん、よく連絡してくださいました。私で良ければ力にならせてください。どうすれば、●●に会えますか？」

二週間後、面会のアポイントがとれ、離島にあった本校から車で三時間かけて会いにいきました。私はあることを決めていました。「だらだら説教はしない。本人の意思を引き出し、それを応援する私の思いを五分で伝えよう」。面会室の扉が開くと、優しい目をした●●が鑑別所の教官二名と座っていました。私は五分間目を合わせ、短い言葉で本人と心を通わせることができました。何とも不思議な感覚でした。この経験から、「子どもは荒れたくて荒れているのではない。問題行動の根源は、大人社会の歪みに対する声なき叫びなのだ。一方で親もまた、不景気による不安定な雇用、低所得労働、厳しい生活環境に追い込まれ、子どもとどう向きあったらいいのか悩んでいるのではないか。

私たちはこの問題に対して、どのようにアプローチしていけばいいのでしょうか。

そのヒントとなる茨城県警の調査報告を紹介します。「最近の子どもは、すぐにキレると言われ、非行に走った子どもの食生活の単調さと栄養バランスの悪さが言われています。この調査によれば、八項目のうち四項目の傾向が非行群に見られるとあります。（一）朝食、夕食を一人であるいは家族と別にとること（二）食べ物の偏りがあること（三）家庭の食事状況から家族の統合性が乏しいこと（四）夜更かし、朝食抜きなど、不規則な生活態度であること」が挙げられています。特に、野菜離れが顕著になっています。

食行動と非行との関係については、事例ごとの詳細な検討が必要であると述べられていますが、非行群には不規則な生活に対する慣れ、カップ麺を食べる者が多いなど、食事を親に作ってもらい、それを食するという習慣が乏しいことが報告されています。今こそ、家庭、学校、地域が一体となって「命の食育」に力を入れていく必要があります。

日本の成人の野菜摂取量の現状

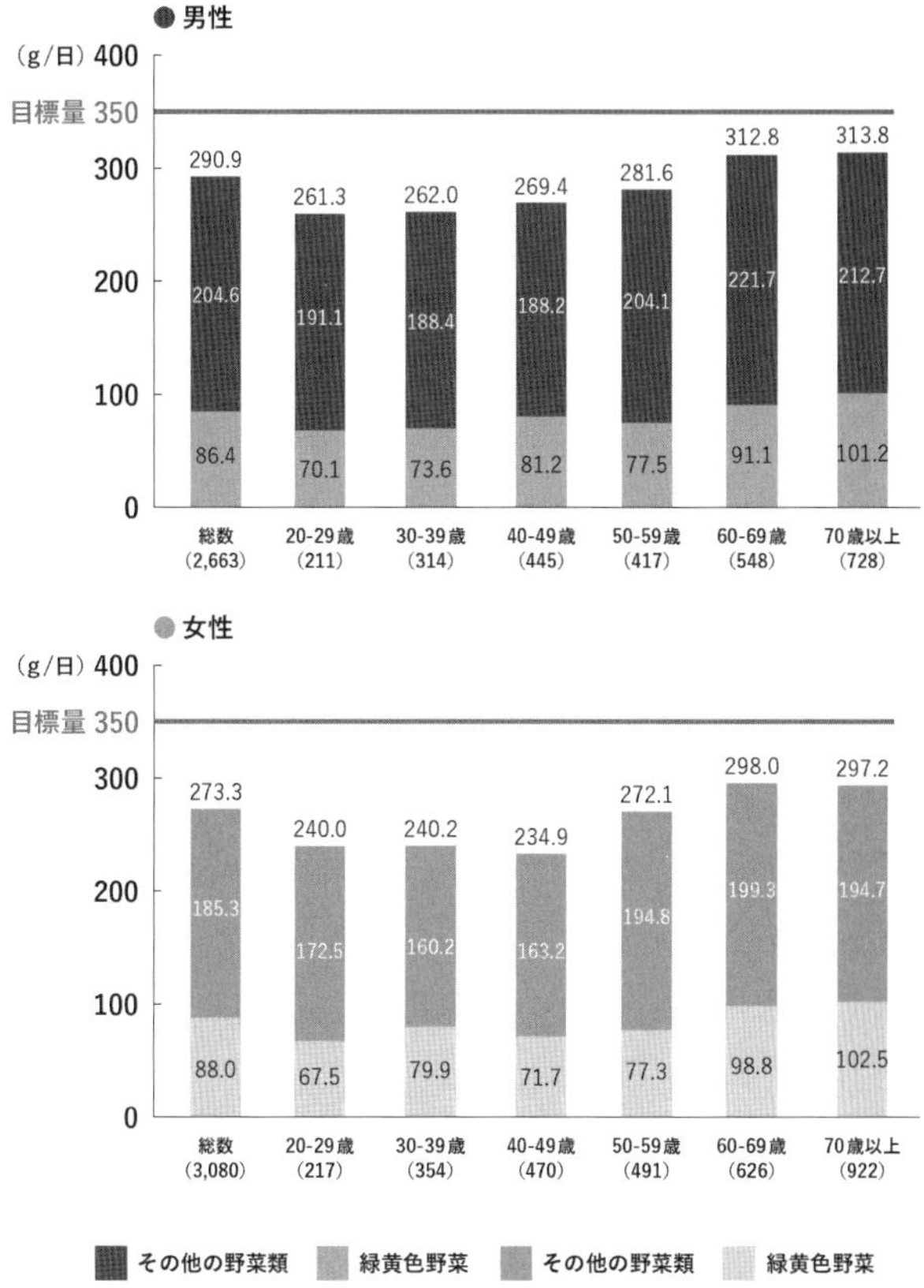

厚労省が実施する「国民健康・栄養調査（H30）」では、
全体的（特に20-40代）に目標量より明らかに少なくなっています。

出典：厚生労働省「e- ヘルスネット」

現代日本人が失った「体の軸」

「なぜ現代の子どもたちの体力が急激に低下しているのか」さらに探究してみました。

私は、「衣装」の変化にも大きな原因があると感じています。今でこそ洋服が当たり前となっていますが、本来、日本人の伝統衣装は「和装（着物）」です。様々な研究でも紹介されていますが、日本人が和装を身にまとっていた時代には、現代病の代表的な体の症状である腰痛、肩こりは、みられなかったと言われています。

昔は、電化製品がなく、長時間、重労働が多かったので、生活の知恵として、襷掛け、帯、前掛け等が日常で必ず使用されていました。皆さんも、地域の伝統的なお祭り、年中行事、運動会、酒蔵などでそれらを見かけた経験があるのではないでしょうか。

ひと昔前の日本人が共通して身につけていたのは、「帯と襷掛け」でした。私は、今日までの指導経験から、この二箇所を一本の紐で結ぶことによって、体幹が安定し、体幹支持力が上がり、長時間、重労働に耐えうる身体感覚が得られることを発見しました。

身体の中心が整うことで、姿勢が安定し、呼吸が深くなり、心も落ち着いてきます。見た目の華やかさだけではなく、日常で機能的な体の使い方をするために、先祖代々、子孫に受け継がれ、知恵として生まれたのが「民族衣装」なのです。

最近、着物姿勢を体感した四十代の方から「久しぶりに着物を着て正座をしたら、スーツを着たときの窮屈な感覚とは違い、胸、上半身の力が抜け、楽な姿勢で座れていることに気づきました。しかも、長時間座ったにもかかわらず足がしびれず、いつもより呼吸が深くなり、体の疲れを感じませんでした！」と驚きのコメントをいただきました。

日本は、世界でも類い稀な独自の文化をもっている国です。特に、礼儀作法、形や型に機能的な意味をもたせてきました。しかし、現代人は欧米の物真似ばかりで、自国の歴史や文化の深い意味や効用を掴むことなく、「型なし」の状態に陥ってしまっています。現代病（身体の悩み）を解決するために、**先人が継承してくれた知恵『体の技術』**を誰でもできるように簡単なエクササイズ（基礎・基本・応用）にしてみました。運動経験や能力に関係なく、手軽にできる内容ですので、特典動画を参考に試してみてください。

現代日本人が失った「心の軸」

現代に生きる私たちは、玉石混交の情報環境下で生活しているため、何が正しくて、何を信じていけばいいのか、日本固有の価値が何を意味するのか、本質が見えにくい時代に生きています。それらを掘り起こすために、「**日本人が大切にしてきた生き方や健康との関連性**」を、海外事例を通してお伝えしてきました。

私自身、なぜ日本の価値に気づけたのかというと、海外で日本人というだけで尊敬される体験を何度もしたからです。「日本人は勤勉で約束を守り、信頼できる」と感謝される度に、日本人としての自分や文化の価値を深く認識するようになりました。

しかし、帰国して、不登校、うつなど命が危ぶまれる事件に数多く直面し、これらの原因を現場で徹底的に追及し続けてきました。問題の本質は、経済重視の生き方と過度な欧米化による〝**人間のいのちを軽視した発展**〟にあると気づきました。さらに、青少年や社会人の悩みを解決していくなかで掴んだもう一つの答えが〝食生活の乱れ〟です。

「皆さんは、いつから日本人の食生活が欧米化したのかご存知でしょうか？」

戦後、食糧難に陥った日本で、全国一斉に占領軍による栄養改善運動が行われました。活動目的は、キッチンカーを使い、全国に小麦・乳製品を中心とした欧米型食生活を普及させること、味覚が育つ幼少期に小麦を使った精白パン中心の学校給食への移行でした。すでに、様々な事例や研究で実証されていますが、これらの食材群に含まれる〝**アナフィラキシー**〟という物質によって、戦後、急激に**アトピー、アレルギー、喘息児が増加した**と言われています。それにもかかわらず、今も当時と同じ学校給食が全国の小中学校で実施されています。なぜ、原因の根源を絶つ動きが起きないのでしょうか。

大きな要因としては、企業優先の食事情が関係しています。もう一つは、核家族化が加速し、欧米型の食生活が当たり前だった世代が親になり、祖父母から昔ながらの日本食の調理技術やその意味を学ぶ機会が少なくなったことが挙げられると思います。

だからこそ、この本を通して、現代日本人が失ってしまった生活技術、生きる中心軸を「衣」「食」の観点から実践できる形として継承していきたいと思います。

第二章　本当の健康とは

病気と症状の違い

　では、安心、安全な生活環境が当たり前ではなくなった現代の暮らしのなかで、どのようにして健康な心身を手に入れることができるのでしょうか？

　それには、これまで私たちが学校やメディアで学んできた**〝病気〟の定義から脱却するところから始めなければなりません。**つまり、これまでの「前提」を設定し直すという作業が必要不可欠になってきます。私が考える病気の定義は、「医療がなければ治せない状態（感染症など）」で、症状の定義は、「自分の不注意や不自然な生活が引き起こす状態（生活習慣病など）」です。なぜこの違いに気づくことができたのか、それは、私のアフリカ・ウガンダでの二年間の生活体験が大きなヒントになりました。

　私は、六歳から日本を出国するまでの十六年間、慢性的な**〝アレルギー性鼻炎〟**に悩まされていました。医師には、「手術しないと治らない」とまで言われていました。しかし、ウガンダでの二年間の生活で、病院や医師、薬に頼ることなく、症状が完治してしまったのです。なぜ、途上国で現代医療の常識を覆す結果が起こったのでしょうか。

日本時代と大きく変わったのは、「生活習慣」と「生活環境」の二つでした。

まずは生活習慣。ウガンダでは野球部を設立し、朝練習を日課にしていたため、毎朝四時起床、十時就寝という規則正しい生活をおくっていました。そして、食事は、冷蔵庫がなかったので、地場でとれる穀物、新鮮な野菜、大豆、魚が中心でした。お菓子や加工食品、ジャンクフードは贅沢品で、地域でとれた四季折々の旬の農産物や果樹、ミネラルウォーター（炭酸飲料は極力とらない）を毎日摂取していました。

次に生活環境。大自然に囲まれ、動物、植物と共生する教員宿舎で生活していたので心理的ストレスがかかりにくい状態でした。このような二つの変化によって、免疫力が向上し、二年間、薬・病院なしでも異国の地で健康を保つことができたのです。

健康と元氣の違い

次に、**健康と元氣を区別する**ことです。「健康」という言葉は、医学用語です。つまり、医師が造った言葉です。一方で、「元氣」という言葉は、エネルギーが高く、生まれたての赤ちゃんのような状態を表すと私は考えています。本来人間は、健康（病気になることを前提に想定して、その状態から回復する）ではなく、元氣（病気にならない状態を前提に想定する）を目指さなくてはならないと思います。

現代の日本は、病気になることを想定して社会全体が動いているので、その考え方を根本から払拭していく必要があります。例えば、「**がん保険**」という制度。がんになっていないにもかかわらず、がんになるかもしれないという想定から成り立っています。メディアを活用して国民の不安を煽る風潮は、特に先進国に多いと言われています。他にも、糖尿病、動脈硬化、高血圧、メタボリック症候群、不眠症、うつ病など、どれも生活習慣や生活環境に関わる要素が様々な症状を引き起こしています。

一方で、開発途上国に多い病気は、エイズ、チフス、コレラ、エボラ出血熱、黄熱病、狂犬病、A型肝炎、B型肝炎、などの感染症の類です。

つまり、医学・医療・教育の発達している国ほど、〝現代病（生活習慣病）〟にかかる割合が高くなっているのが注目すべき点です。参考までに、二〇一五年に子ども支援国際NGO「セーブ・ザ・チルドレン」英国支部のケビン・ワトキンス支部長（現代表）は、ランセット誌に掲載された記事で、「寿命が延びるにつれて、非伝染性疾病の負担が、治療の付随コストとともに増大している」と鋭い指摘をしています。

以上のことから、私たちが現代病を解消するためには、病気と症状、健康と元氣を区別し、薬・医師・病院・管理栄養士による依存型の治療法から解放されることです。

そして、第三章で紹介する『**自己完結型・健康管理法**』をベースに、自然治癒力や免疫力が高まる生活習慣と生活環境を自分で整えていくことが必須条件となります。

つまり、現代病は医療的なアプローチに頼らなくても、正しい知識による行動と選択、自分の努力次第で改善することが可能な〝症状〟なのです。

人間とはなにか

自分の力で健康問題を解決するためには、人間の身体の構造を知るところから始めなければなりません。**『人間は酵素系生物である』**という前提から考えていきます。

私たちがこの世に元氣な状態で生きられるのは、**約七〇種類以上のミネラル（出典：人を健康にする施肥／国際植物栄養協会・国際肥料協会）**の存在があるからです。これらの元素は密接に関連しているため、全体のバランスが崩れた時に「症状」が起こります。昔から、「玄米（無農薬の分つき米）は完全食である」と言われているのは、これらのビタミン・ミネラル群を最も豊富に含んでいるという意味が含まれていました。この分野の世界的権威であるビタミン研究第一人者のライナス・ポーリング博士も、「あらゆる病気の原因は、ミネラル欠損に帰一する」と断言しています。ここが、栄養不足に陥る現代日本人から現代病をなくす重要なポイントになります。

では、ミネラル濃度の高い食べ物はどのようにしてつくられるのでしょうか？

土壌と人体は一体である

私たちが元氣な生活を送るために、体内のミネラル濃度を高めるためには、大元である土壌のミネラル濃度が高くなければ実現することが難しくなります。

「ミネラルは、サプリメントから摂取できるのではないのですか？」

と思われた方は、要注意です。

人間が母親から命を授かるように、食べ物も、海、川、山、畑から命が育まれます。その母なる大地が大量の農薬や化学肥料で侵されているとしたらどうでしょうか。

一九九二年に公表されたアースサミットレポートによって、「この五十年間で、**地球上の農地ミネラル濃度が約八十％、地球上から激減している。**」と衝撃的な事実が世界を震撼させました。文科省の日本食品標準成分表にも、ほうれん草のミネラル濃度が約五十年間で一三分の一に減少しているという数値が報告されています。あらゆる生物のいのちが育まれる地球の土壌は、私たちの身体を守ることと表裏一体の関係なのです。

地球の農地ミネラル濃度と作物のミネラル濃度の相関関係

ミネラルが農地から消えた

過去100年間における農地のミネラル枯渇度合い

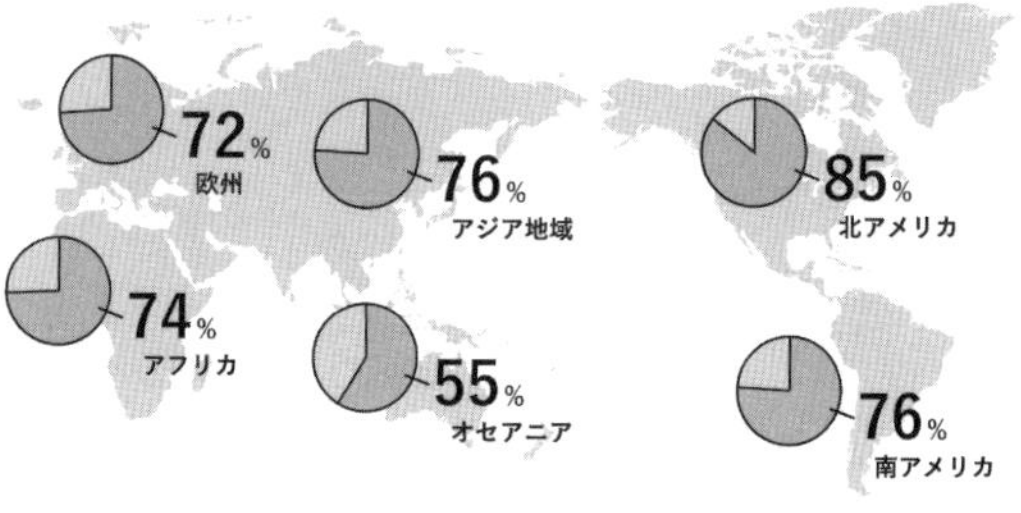

image: Freepik.com
出典：1992年アースサミットレポート

野菜 100g 中の鉄分の含有量

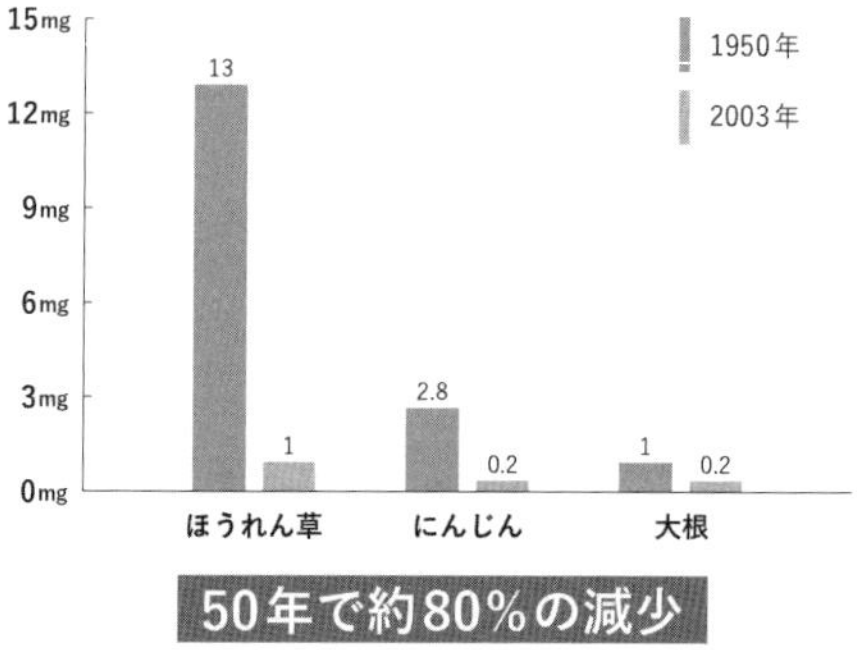

出典：文部科学省　日本食品標準成分表より

豊かな土壌と腸内環境づくりが元氣のもと

過度な農薬や化学肥料の散布により、地球上の農地ミネラルが減少し、土壌菌（微生物）の多様性がなくなると、作物の耐性が弱くなり、病気にかかりやすくなります。

それは、私たち人間の体も同様です。過度な食品添加物、遺伝子組み換え食品、栄養価のない食べ物を毎日摂取することにより、腸内細菌が減少し、体内に生息する菌の多様性がなくなり、免疫力、抵抗力が低下し、様々な症状が誘発されます。

現在、ミネラル濃度の減少とともに、若者の「**生きる力**」の低下が問題視されています。昔の日本には、「土を食わない子どもは育たない」という教えがありました。これはミネラルが豊富だった土壌から菌を体内に取り入れることで、腸内細菌が増え、耐性ができ、病気にならないという生活実践の知恵から生まれた言葉でした。

現代病に歯止めがかからない最大の原因は、私たちの命の源である「**土壌ミネラル濃度**」が激減している点にあります。健康問題と農業問題は表裏一体なのです。

日本の長寿村と短命村

一九三五年から一九七一年の三十六年間にわたり、北海道から沖縄の八重山諸島に至るまでの全国津々浦々九九〇箇所を、自らリュックを担いで訪ね歩き、各地で長寿に関する研究を重ねた人物がいました。「どうすれば長寿になれるか」を徹底的にスポットを当てた研究「日本の長寿村・短命村」の著者近藤正二氏（故東北大学名誉教授）です。

近藤教授はこの研究を始めた時には、「酒を飲むところは短命で、秋田県の人が日本一短命なのは、どぶろくを飲むからだ」、「重労働のところは早く老化して長生きをしない」と考えていました。ところが、調査を進めると「酒を飲んでも長生きする」、「重労働をしていても長生きする。労働過重が短命にした事実がみられない」、「辛い仕事でも報われる」ことに気づきました。

そして、「結局、何が長寿・短命の分かれ道になっているかという実際においては、それが〝食生活〟であることは紛れもない事実です」と明言しています。

「日本の長寿村・短命村」の本に書かれていることを要約すると、米偏食、大食の村は長寿者が少なく、住民が一般に早老で、とくに脳卒中による若死にが多い。野菜不足で魚を大食する村は長寿者が少ない。とくに心臓疾患による若死にが多い。**長寿村では必ず野菜を十分に常食している。**果物は野菜のかわりをしない。**海草常食のところは脳卒中が少ない**ということです。

　このような事実から考えられる健康長寿食は、「一、米（精製穀物）を控える。二、魚、肉、卵もしくは大豆を毎日食べる。ただし大食しない。三、野菜は多く食べる。四、海草も常食する。五、食事はよくかんで味わいながらゆっくり楽しんで食べる。そして、毎日運動をすること」です。

　さらに、「日々の仕事の中に楽しみを見出して、毎日すすんで働くのが真の楽しみであり、それがまた自然に健康長寿への道にも通ずるのです。もしそれが少しでも世のため人のためになるなら、真の生きがいでしょう」と締め括っています。（掲載元：島根県立大学出雲キャンパス保健管理センター長の一言）

世界の三大長寿村の秘密

さらに、世界の三大長寿村（南米ビルカンバ、黒海とカスピ海に挟まれたコーカサス、パキスタン北部のフンザ）と比較してみると、いずれも山岳地帯にあり、食生活に共通の特徴がありました。多くの人が未精白の穀物を主食に、豆と野菜を副食にし、肉や高栄養素の食品を日常で食している人たちはほとんどいませんでした。

それでも、百歳を超える長寿者が元氣で働いており、寝たきり老人もいない。共通して言えるのは、鉄、銅、コバルト、カルシウム、マグネシウム等のミネラル分豊富な水と土壌にあると言われています。ここで獲れる野菜や豆にもミネラル成分が多く、百歳長寿とミネラル含有率が見事に比例していたのです。現代生活で最も不足している栄養素がミネラル。ミネラル不足による体調不良が激増しているといいます。ミネラルは体内で生成することができないので、水や食事から摂取しなければなりません。（掲載元：コラム「位舞志朗の健康談話 世界三大長寿村には、ある共通点があった！」）

日本人の長寿を支えた食事の特徴とは

日本人の長寿を支えた食事の特徴とは

世界の平均寿命（2016年）

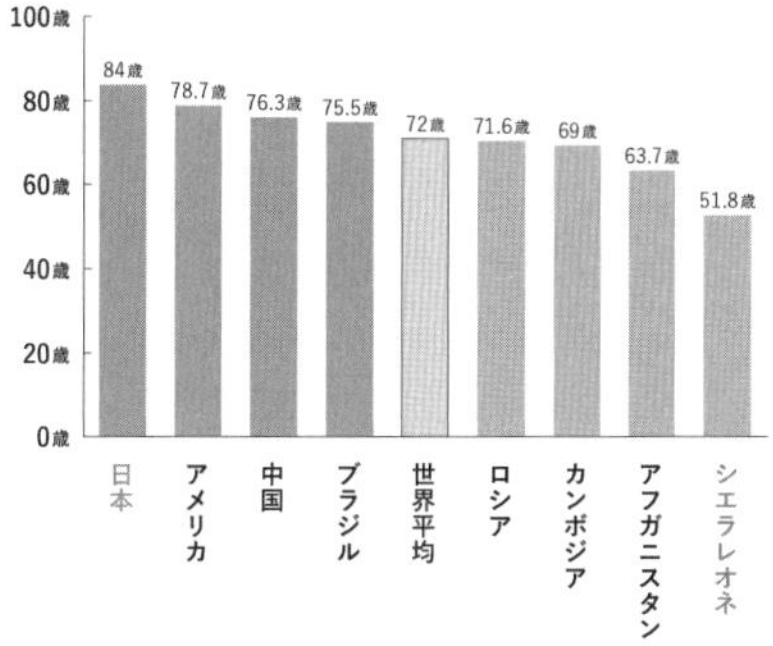

出典：世界銀行ウェブ「平均寿命、合計（年数）」

日本の長寿村・短命村

長寿村	短命村
・雑穀 ・緑黄野菜 ・海藻 ・大豆 → 食物繊維を常食 ＋ 重労働　適度な運動 ストレスコントロール	・白米の多食 ・魚の多食 ・野菜不足 ・運動不足 ・ストレス過多

著者作成

第三章　健康生活を手にいれる二つの実践法

国内外での二十年間の教育実践からわかった
現代病をよせつけない最強の健康法とは？

私は「人づくり」に関わる現場で教育問題と向き合い、ある結論に至りました。それは、「その国や民族の生活文化」の中に健康に生きる秘訣があるということです。

現代病が長い間、解決されていないのは、「生活環境（特に「生活文化」）の乱れ」が大きく関わっていると考えています。この本で示す生活環境とは、「**衣文化（呼吸と姿勢）**」、「**食文化（食事と食卓）**」の二つを指しています。これまで問題行動を抱える青少年や家族、長年、慢性的な心身の不具合に悩む社会人と向き合ってきて気づいたのは、生命エネルギーの源である〝日常の呼吸と姿勢〟と〝栄養価のある食と食卓〟が完全に崩壊してしまっているということでした。

「なぜ、世代を超えて多くの人々がこのような事態に陥っているのでしょうか？」

これらの問題の根本にあるのは、日本人が親から子へ、祖父母から孫へ繋いできた愛と知恵の結晶である「着物（衣文化）」と「食卓（食文化）」が敗戦と高度経済成長とともに、戦後の日本人の生活の中から完全に失われてしまったからです。

実は、先人がいのちをかけて繋いできた「**生活文化（衣食住）**」の中にこそ、私たちが**日常を健康で元氣に生きるための法則性**が隠されています。先人たちが子孫のために長い歴史をかけて繋いでくれた知恵を、現代人が実践できる形でつなぎ、国家問題である現代病を解決していくのがこの本の目指す究極のゴールです。そこに導いてくれるのが本書で紹介する「最強の姿勢法と食事法」なのです。私の考える「最強の姿勢法」とは、肩甲骨とお腹を整える『着物姿勢』。「最強の食事法」とは、高ミネラルな土壌づくりから生まれた、七大栄養素をバランスよく含む『高ミネラル食』です。

元氣な状態を持続させるためには、『**腸内環境を整える**』ことが第一の条件です。日本人が大切にしてきた食文化の中心である「ビタミン・ミネラル・食物繊維」が多く含まれた、栄養価の高い無農薬高ミネラル有機米（玄米もしくは五分つき）と玄米麹味噌（汁）、四季折々の旬の抗酸化野菜を加えた、七大栄養素を含む一汁三菜食（もしくは、一汁三菜食でも充分）が課題解決に向けた最強の組み合わせです。

健康で元氣な状態を持続させるために、もう一つ実行して欲しいことがあります。それは、起床時もしくは就寝時の一日五分～十分、〝丹田チューニング（丹田呼吸法）〟と〝ヒモトレ〟を行い、体の中心軸を整え直す〝着物姿勢〟の体現です。

現代人は、デスクワークやスマートフォンの活用により、頭中心の生活をおくっていますので、**前屈みの姿勢**になりがちです。前屈みの状態が続くと、呼吸が浅くなり、イライラしやすくなったり、全身の血液循環が乱れて、疲れやすくなります。

「なんか最近、疲れやすい……」

「なんか最近、やる気が起きない……」

このような慢性的な悩みを解消する鍵は、「食事法」に加えて、「姿勢法」を活用し、肩甲骨とお腹をゆるめ、体幹軸を整え、深い呼吸が入りやすい着物姿勢で日常を生きることです。それによって消化・吸収・排泄機能が活性化し、血流が良くなり、耐性力・回復力・再生力の高い体質へと転換することができます。

私は、**「土壌と食事＝腸内環境」**と**「運動と姿勢＝腸内環境」**を生活の中で実感・実践する生き方が日本から現代病をなくす最良の方法だと確信しています。

ぜひ、最強の姿勢法と食事法を日常生活の中に取り入れ、腸内環境を整え、**現代病にならない生き方（ライフスタイル）**を体得してください。

本の最後で、それらをサポートする「特典動画」を読者の皆様にプレゼントさせていただきます。人間がもつ本来の力を引き出し、生き抜く力を高め、『自己完結型・健康管理法』の習慣化を実現するためにご活用ください。また、「健康力を高める研修や人材育成を形にしたい！　社員・職員に伝えたい！」という企業、自治体、教育機関のご担当者様は、巻末の公式サイト、もしくはＳＮＳに直接ご連絡ください。

最強の姿勢法と食事法も継続できなければ意味がない
だから日本人の知恵を活かした「着物姿勢」と「高ミネラル食」

現代病にならない心身をつくるには、「**生活環境**」を整え直す必要があります。

情報社会に生きる私たちは、二十四時間、ありとあらゆる情報に触れています。もちろんメリットもありますが、健康に関しては、あまりにも方法論が多すぎて、「何が正しいのか？」非常にわかりにくい状況になっています。どれだけ「時間」と「お金」をかけても、日常で実践できなければ本質的に問題が解決することはありません。

無理をしなくても、誰でも簡単に続けられる方法は、すでに私たちの遺伝子に刻み込まれている**生活文化**「**衣**」と「**食**」の中にあります。それらを現代人が日常で実践できるように再構築したのが、本書の**最強の姿勢法と食事法**です。

「一日一回の姿勢法と食事法を毎日実践する」という基本ルールはありますが、食事に関しては労働環境上、外食をする方も多いと思いますので、朝だけでも構いません。何事も基本がしっかりできていれば、イレギュラーがあっても対応できるようになります。ただ、暴飲暴食や過度な筋トレのような心身（内蔵）に負担をかける激しいことはなるべく避け、良い加減を常日頃から心がけるようにしましょう。

最初から完璧にできないのは当然です。まずは、「毎日、無農薬高ミネラル有機米（玄米か五分つき）と旬の野菜が入った味噌汁」と「ヒモを肩甲骨（襷掛け）とお腹（丹田）に巻いておく」。これだけはしっかりと意識して実践してみてください。

人間は誰でも、自分の「成長」や「変化」を実感できれば楽しくなるものです。

現代の健康問題を根っこから解消するには、国民一人ひとりが**『自分で自分の健康管理ができる力』**を身につける以外に方法はありません。この本で特に意識しているのは、**『国民の誰もが日常生活の中で実践できて、効果を実感できる方法』**です。毎日、体内外からのアプローチで、ちょっとした心身の変容や自分の成長を楽しみながら、家族や大切な友人、職場の仲間たちと実践してくれたら幸いです。

それでは、中心軸を取り戻す、具体的なエクササイズについて紹介していきます。

超元氣！

身体編

【チェックリスト】

□1日1回以上、便が出る

□立位時に、足裏全体がタコの吸盤のように、べったり地面についている

□仰向け時に、背中全体が布団のように、べったり地面についている

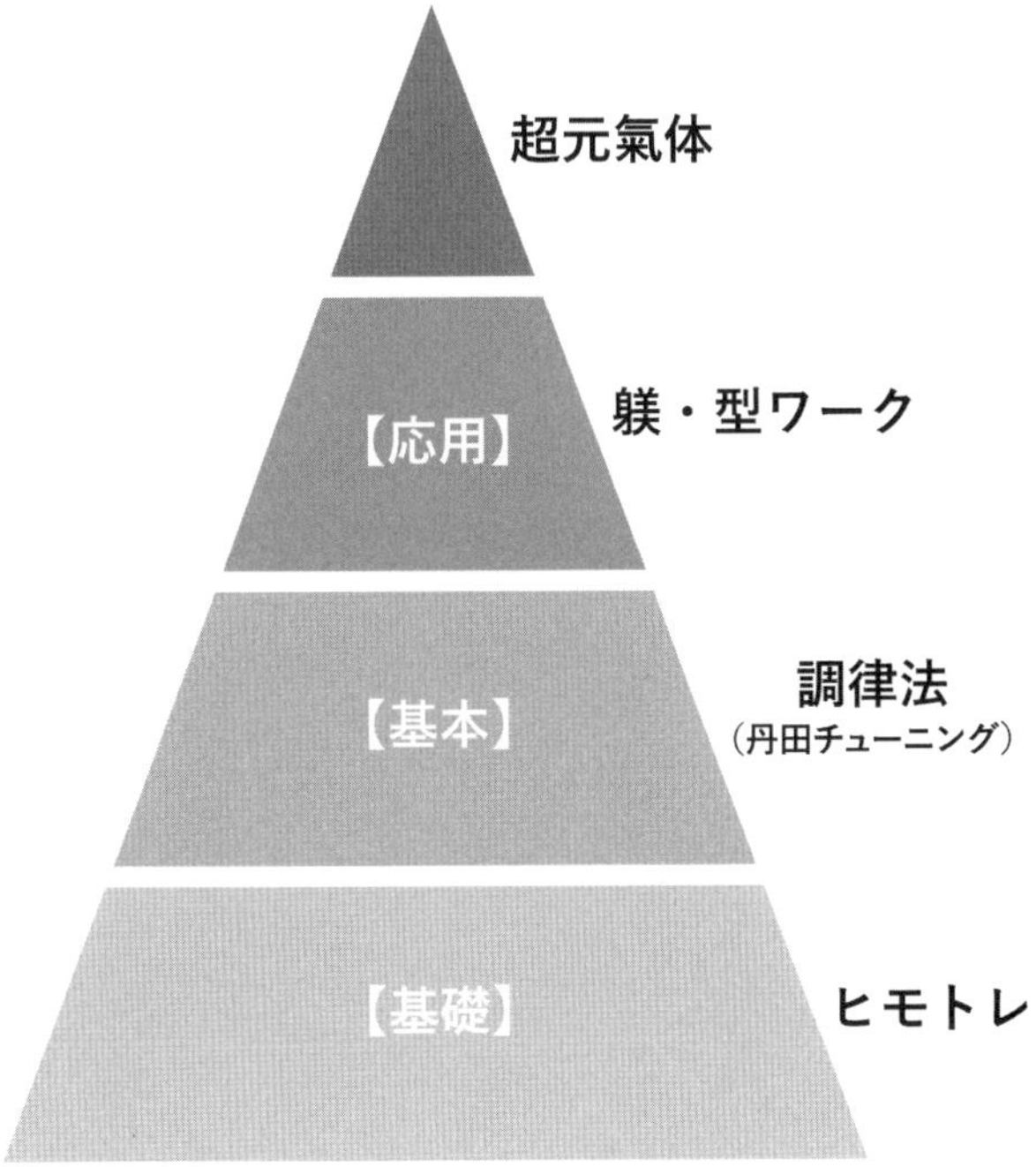
超元氣体
【応用】
躾・型ワーク
【基本】
調律法
（丹田チューニング）
【基礎】
ヒモトレ

現代人は呼吸と姿勢のリセットが必要

私たちを取り巻く現代の生活環境は、姿勢や呼吸が乱れがちです。毎朝、満員電車に乗って通勤し、寝る直前まで、携帯やスマートフォン、パソコンを四六時中チェックする日常シーンが、都会や田舎に関係なく、当たり前になってきています。

そんな生活環境下では、いつの間にか「息が詰まる」「息苦しい」という症状に多くの人々が悩まされているのではないでしょうか。歩きスマホ、電車の中で携帯を見る動作が長時間続くと、知らないうちに姿勢がうつむき、前かがみ、猫背になっていきます。その時の体の状態に注目すると、頭や重心が前にいき、肩甲骨や背骨が丸くなって胸が圧迫され、呼吸が浅くなっていることに気がつくのではないでしょうか。

他にも、過度な緊張を与える人間関係や職場環境も呼吸が乱れる原因となります。

このような慢性的な疲れや痛みを解消するには、**日常で起きる心身の歪み、乱れ、偏りをリセットし、正しい状態に戻す**ところから始めていかなければなりません。

すべての基本は正しい姿勢づくりから

本章の身体編では、正しい姿勢づくりの鍵となる「着物姿勢」について紹介していきます。日本人が中心軸を整え直すために必要な体の技術を体系化しました。年齢に関係なく、誰でもお金をかけずに簡単にできる方法を厳選しています。その発想源は、日本の伝統芸能や武道、国技である相撲、日常の躾や所作などの姿勢から得ています。

バランスのとれた正しい姿勢

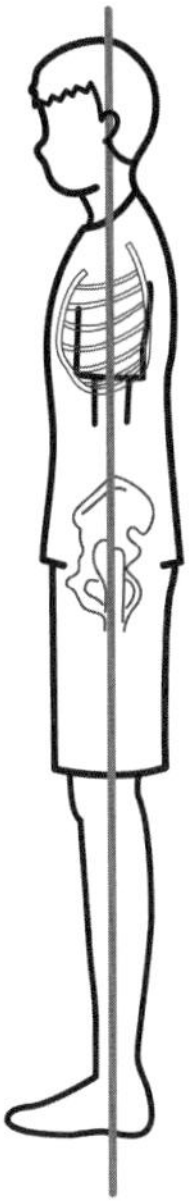

耳の穴、肩の中心、くるぶしの中央が垂直に一直線上に並んでいるのが、正しい姿勢。

この姿勢を「自然体」と呼び、力の伝達を最も効果的に発揮できる状態です。

一日十分「最強の着物姿勢」の基本

私の造語「着物姿勢」とは何か、それによって、どんな効果があるのか。具体的に日常生活の中で、どのように実践できるのか（手順、頻度、注意点）、事例を交えて、お伝えしていきたいと思います。ひと昔前の日本人の姿勢に大きなヒントがあります。

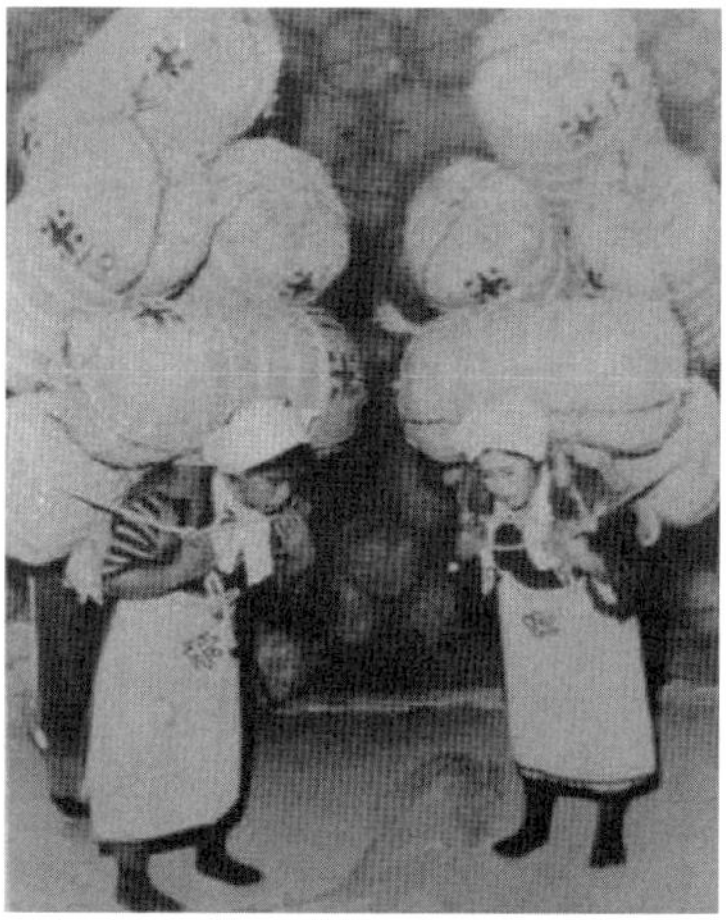

一般女性が300kgの米俵を担いでいました。
「帯」と「襷掛け」によって体の中心である「体幹支持力」が生まれ全身に効果的に力が行き渡る体構えができています。筋力ではなく、中心軸の大切さを証明してくれる写真です。

現代日本人に最も欠けている「抗重力筋」とは

脊柱起立筋群

三種九本の筋肉から成り立つ長背筋群で、脊柱に平行に走る筋肉です。これらが「姿勢維持」に最も欠かせない筋肉です

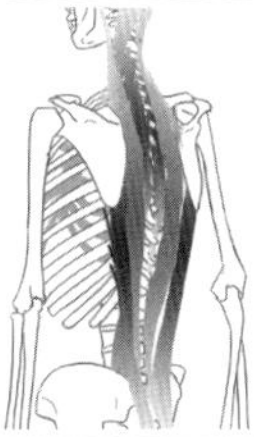

大臀筋

股関節の旋回をするときに働く筋肉です。走る・跳ぶ・蹴る動作に関係し、鍛えるとヒップアップ引き締め効果が高くなります

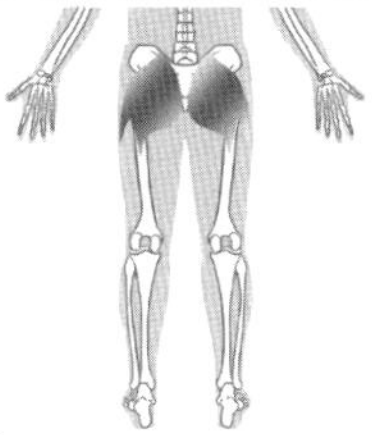

ハムストリングス

股関節の屈曲と伸展に関与します。前十字靭帯の補助機能や膝関節の安定化、膝関節の強化に最も欠かせない筋肉です

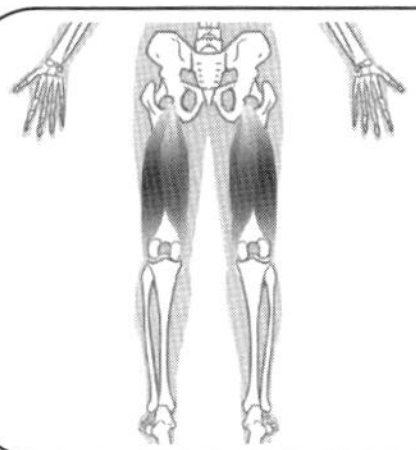

下腿三頭筋

足関節の底屈という足首を上下に向けるときに働く筋肉です。また、血行を良好にし、心臓へ血液を送り出す働きもあります

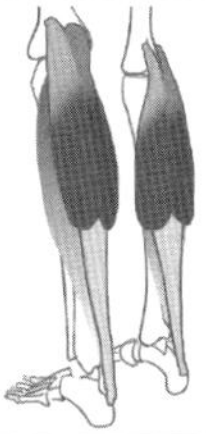

日本人は「帯」と「たすきがけ」が土台

正しい姿勢を体得するために重要なポイントが二箇所あります。それは、「**肩甲骨**」と「**お腹**（丹田）」です。あまり聞いたことがないと思いますが、正しい姿勢の定義は、地球に存在する「**生理重力線**（せいりじゅうりょくせん）」に対して、真っ直ぐ立つ状態のことを表します。「重力」は常に垂直の力で、私たちの身体に影響を与えています。その重さに耐える筋力群を「**抗重力筋**（こうじゅうりょくきん）」と言います。

現代の欧米中心の筋力トレーニング理論、身体理論の中には、〝丹田や抗重力筋〟という言葉や考え方は出てきません。日本が世界に誇る武道や相撲という独自の鍛錬法を生み出した私たちの先人は、目に見えない本質的な力の発揮方法に気づいていました。

私たちが現代病にならない身体を手に入れるためには、正しい姿勢を身につけ、抗重力筋群を強化することが不可欠になります。それではいよいよ、誰でも日常で簡単にできる究極の方法（基礎・基本・応用）を身体編からお伝えさせていただきます。

バランスのとれた正しい姿勢

下記の３つの条件を整えて、重力に対して真っ直ぐ立っている姿勢が「超元氣体」

条件1「抗重力筋」

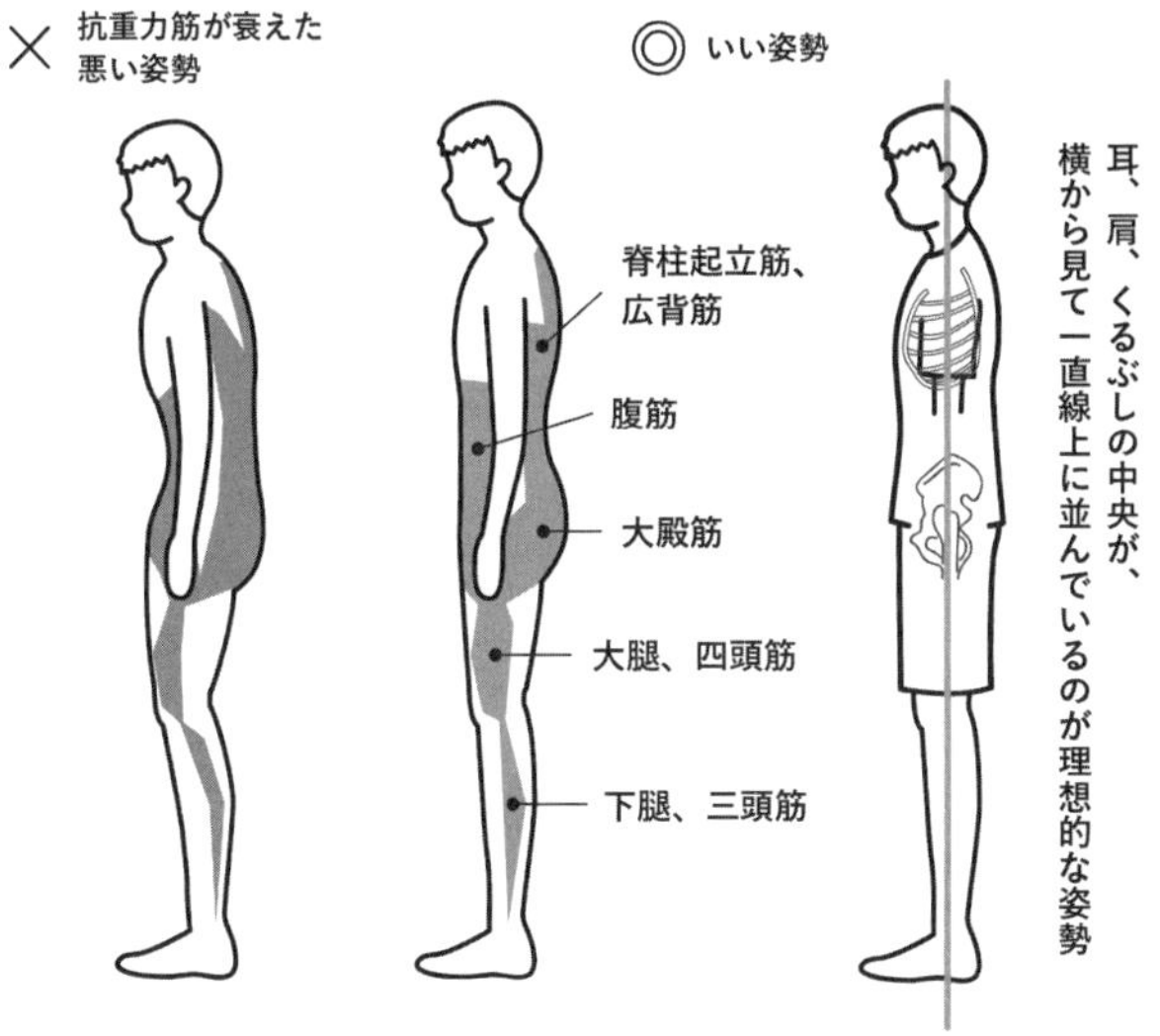

条件2「上虚下実」

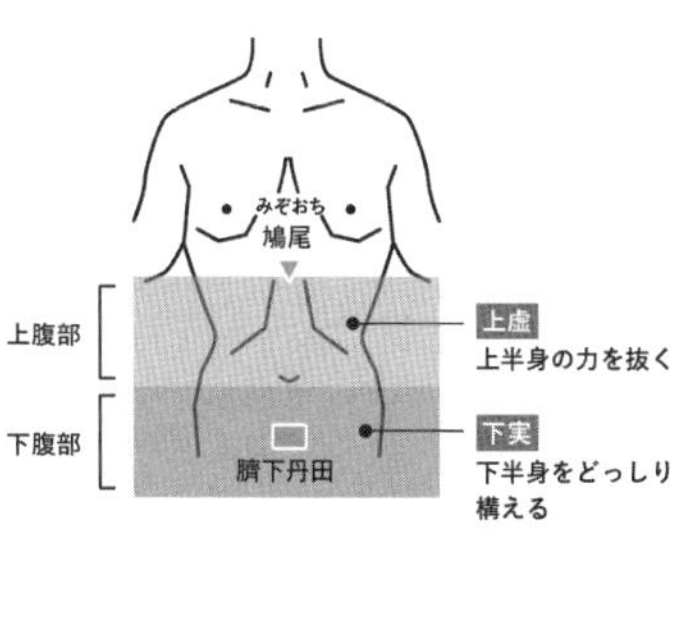

条件3「臍下丹田」

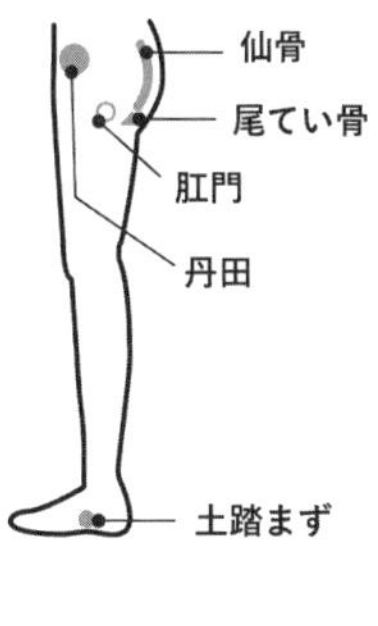

基礎実技「ヒモトレ」 肩甲骨とお腹の二箇所に巻いておくだけ

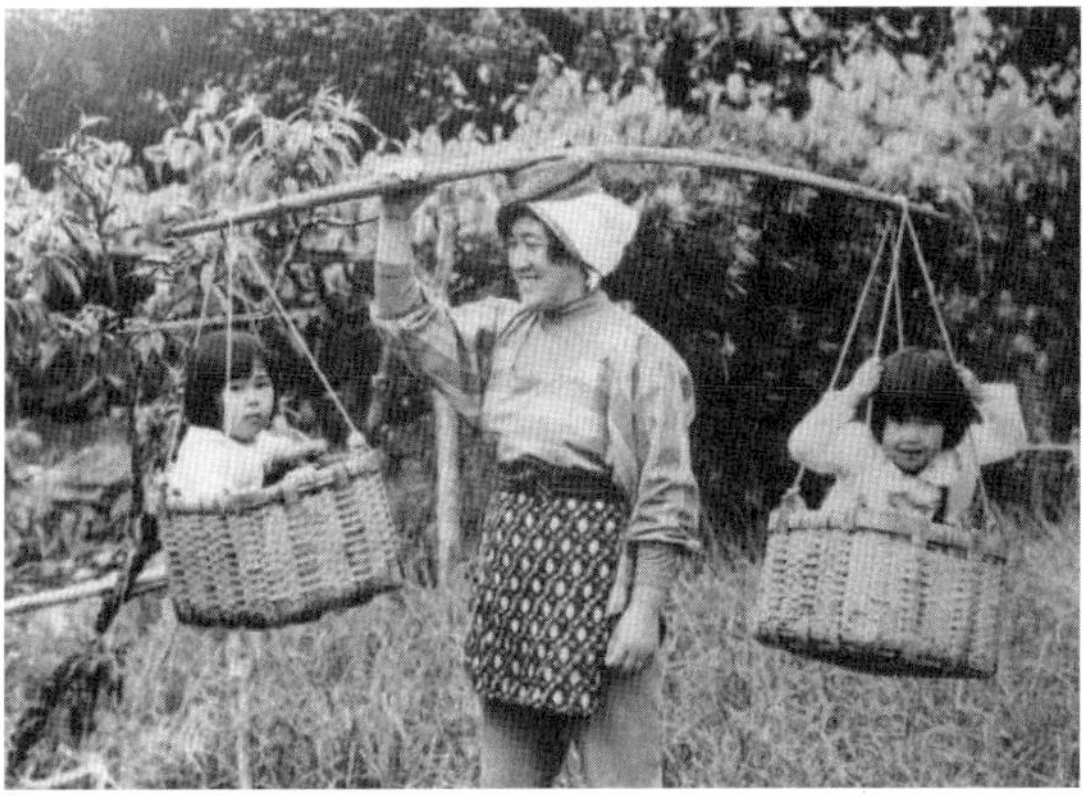

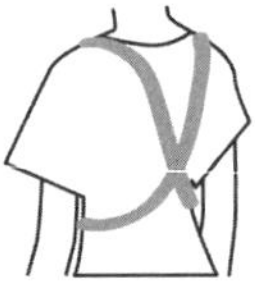

一言ポイント

ひもは締めすぎず、ゆるくまこう

一本のひもを活用し、**「身体の偏りを外し、バランスを整える」**ことで、結果として、痛みが取れる、動けるようになる、歩けるようになる、力が出るなどは目的ではなく、副産物になります。

昔の日本人は、生活の中で知恵として、「肩甲骨」と「お腹」にひもを活用してきました。力むことなく、ひもに身を委ねることで、等身大の動き、感覚、出力、働きが呼び覚まされ、全身の連動性が結果として高まります。

日常でできる「ヒモトレ」エクササイズ

1、両腕を下から耳の後ろまでゆっくりあげます

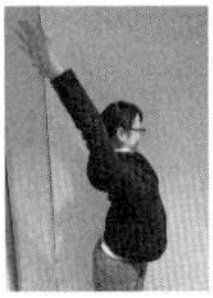

腕を曲げずに、
ゆっくり、
真っ直ぐ UP ！

2、ひもをもって、同じ動作をします（10 秒かけて）

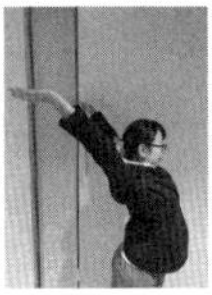

腕の力を抜いて、
ひもに委ねてみよう！

×

3、両腕を背中から耳の後ろまでゆっくりあげます

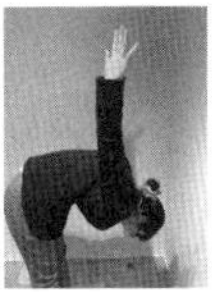

腕を伸ばし、
ゆっくり、
真っ直ぐ UP ！

4、ひもをもって同じ動作をします（10 秒かけて）

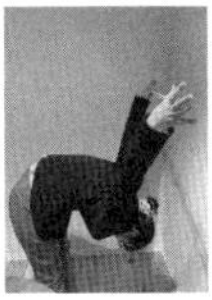

全身の力を
抜いて、
ひもに委ねよう！

立位姿勢の改善例

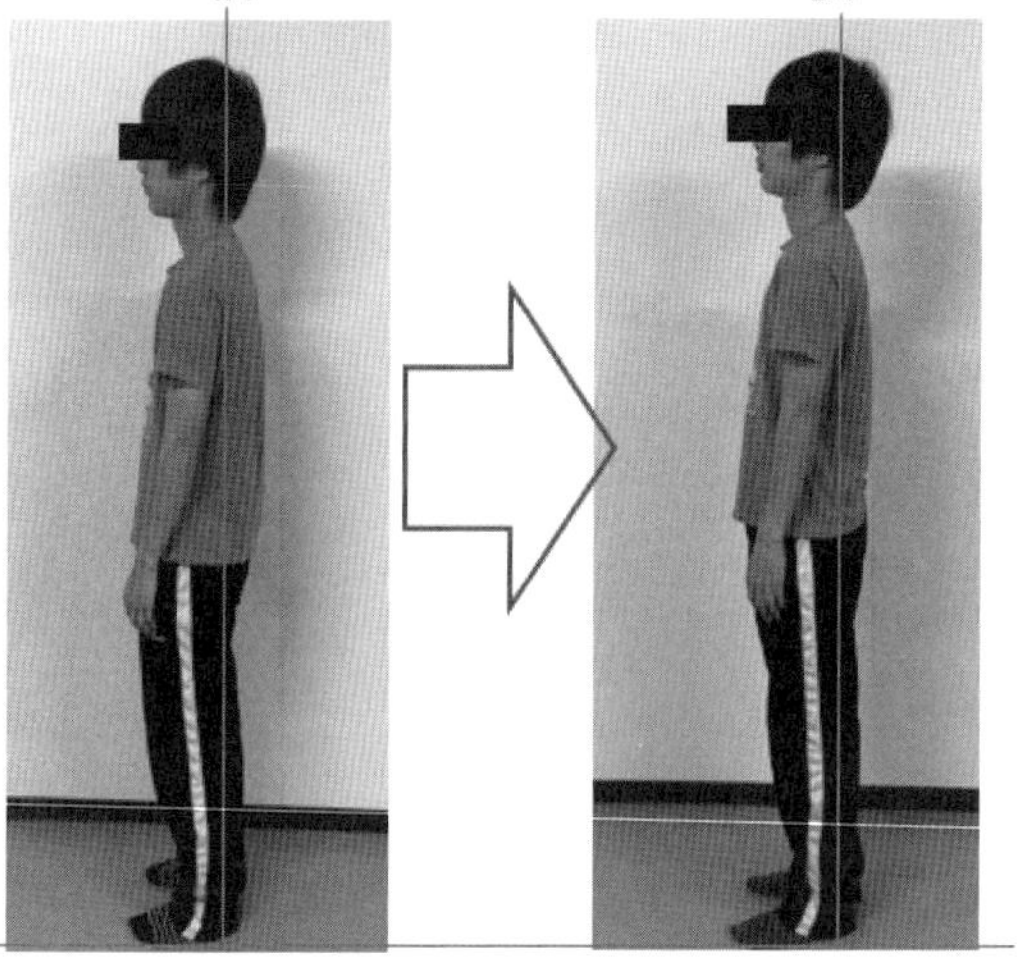

丹田呼吸法と肩甲骨の体操を活用し、**「身体の偏り・歪みを整える」**ことで、結果として、痛みが取れる、動けるようになるという効果を「実感」できる実践法。

足裏全体と両足均等に重心を感じて、地に足がつく姿勢を体得することで、抗重力筋群が自然と強化され、疲れにくい回復力、再生力、循環力の高い体を手にいれることができます。＊一つ一つの動きは、痛みが生じない程度に、ゆっくり行いましょう。

日常でできる「丹田チューニング」エクササイズ

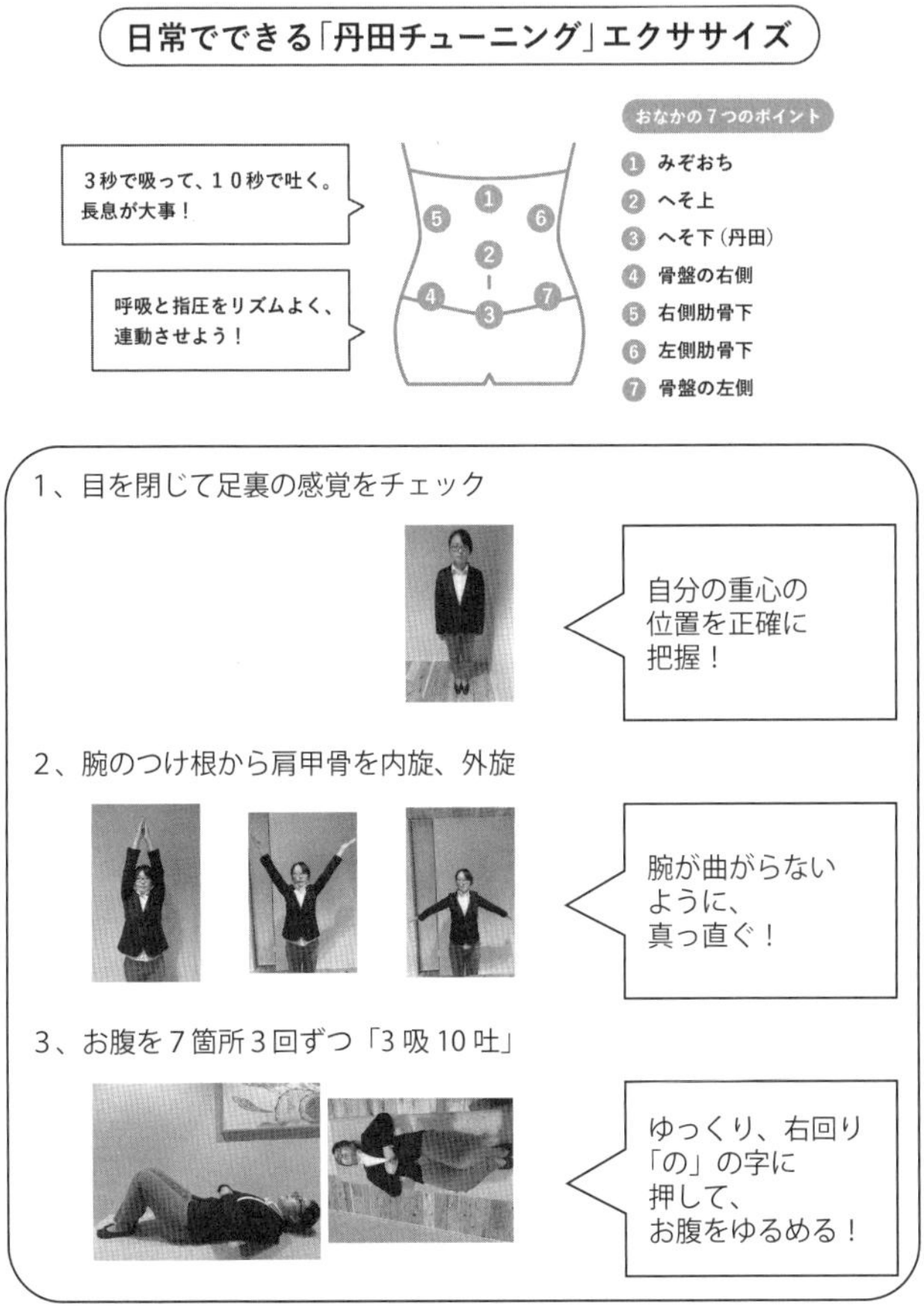

応用実技「躾・型ワーク」

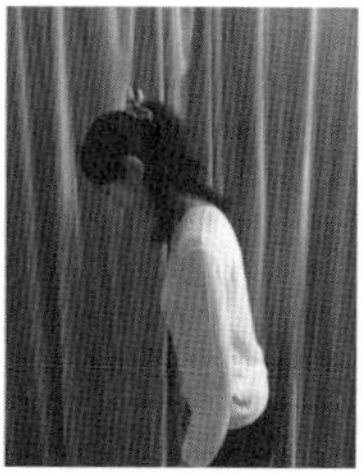

型・心なしの礼

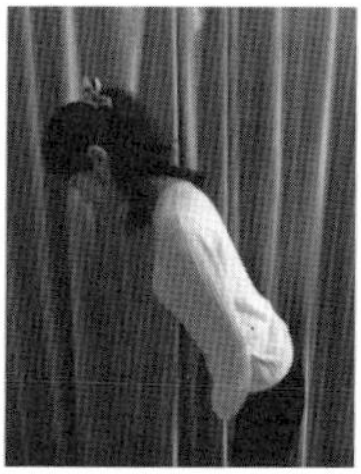

型・心ありの礼

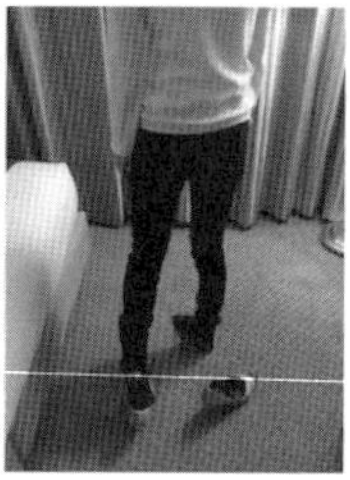

履物を脱ぎっぱなし

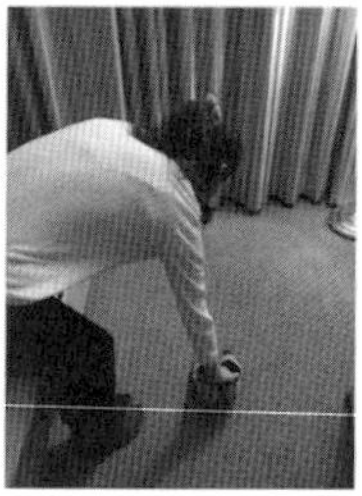

履物を揃える

躾は、「身」を「美」しくと書きます。**日本に根付く躾と型を活用し、「瞬時に心身を整える」実践法。ポイントは、形だけはなく、心も込めて行う**ことです。感謝の気持ちで正しい礼や履物を揃える行為が、統合体に引き上げてくれます。ヒモトレ、丹田チューニングで歪みを整えてから実践してみてください。中心軸のある着物姿勢で行えば、正しい型が身につきます。

＊動画を参考にしてみましょう。

日常でできる「躾・型」エクササイズ

1、頚椎と腰椎から曲げて、お辞儀をします（5秒かけて）

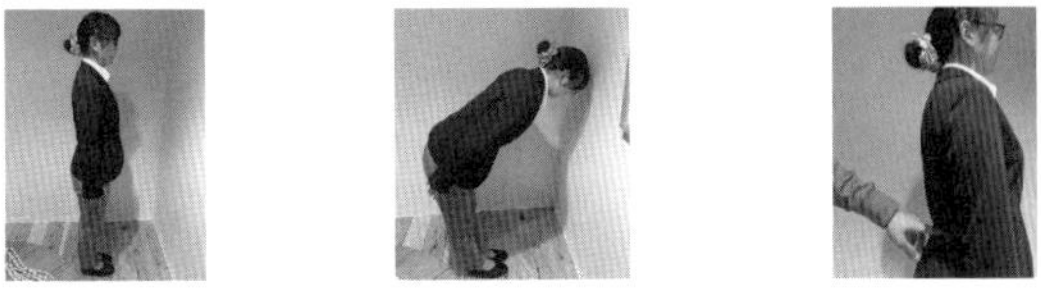

2、目を閉じて、足の裏の感覚を確かめる

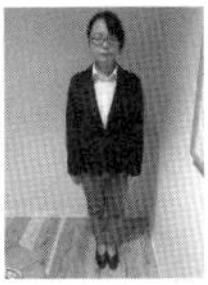

×

1、脱いだ履物を両手で丁寧に揃える

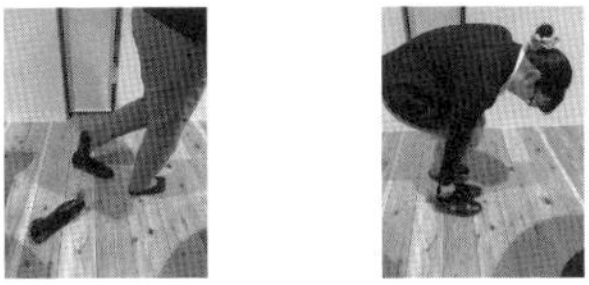

2、目を閉じて、足裏の感覚を確かめる

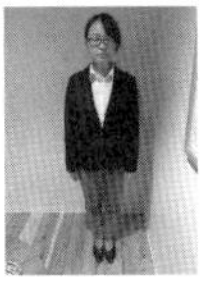

姿勢と呼吸の力を連動させる

「超元氣！　身体編」で共通するポイントは、「力は力むと抜け、ゆるむと入る」ということです。野球やサッカー、バスケットボールなどの一流選手の動きを観察してみると、全身の力が抜け、自然体で美しい動作を行っていることがわかります。

私たちは、スマホやテレビなど、前屈みになりやすい生活環境によって、重心バランスが崩れ、体の一部に負担がかかり、筋肉が硬直し、力みやすい状態になっています。現代人の体に起きている負の連鎖を断ち切るために、三つのエクササイズに加え、次の新聞パンチワークで「自分の今の心身の状態」を確認してみてください。

一、新聞の上端を、利き腕とは反対の手でつかみ、自分の顔の前あたりにぶら下げるように軽く持つ。身体から力を抜き、パンチを出す利き腕を構える。

二、姿勢を整え、丹田（臍下にある人体の重心）に息をためる。

三、「はっ！」という発声とともに、新聞紙に向かって拳をまっすぐ貫通させる。

おまけ

「新聞パンチ」ワーク

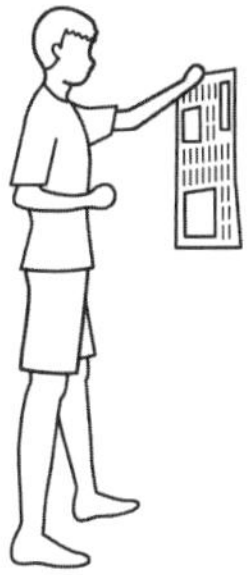

1、新聞紙を利き腕とは逆手に持つ

逆手も利き腕も力を「0」にするくらい、ゆったり、楽に、新聞紙を持ってみよう！

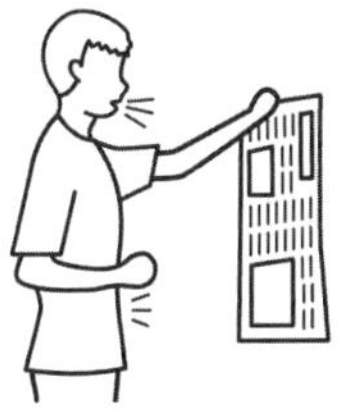

2、呼吸、姿勢を整え、腕を構える

3点が真っ直ぐの姿勢、足裏全体に重心を置き、腹式呼吸で丹田に長い息を鎮めてみよう！

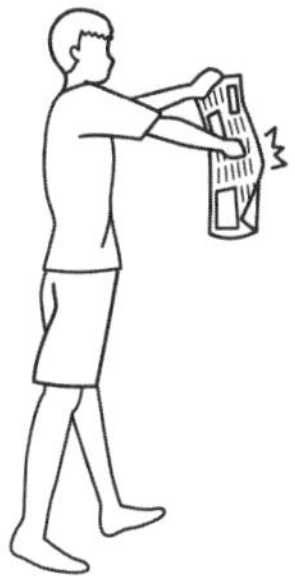

3、発声とともに全身力で貫通させる

目を閉じて、丹田にためた全呼吸を「ハッ！」という発声とともに一気に吐き出し、貫通するイメージでパンチ！

呼吸と姿勢で心が変わる

ここ数年、一昔前には考えられなかった青少年による奇怪な事件が多数起きています。報道では、「なんかイラ立って殺した」という理由にならない理由が多いことも不気味な要素です。いったい、なぜこのような奇怪な事件が起きてしまうのでしょうか。

東邦大学の有田秀穂教授は、**脳のセロトニン神経**が弱ると、うつ病やパニック障害、摂食障害などの精神症状が現れるという研究報告をしています。実際に、うつ病で自殺した人の脳を調べたところ、セロトニン濃度が一般の人よりも低かったことがわかっています。セロトニン神経は、快感、不快感に対して過剰に反応しない平常心を生み出すので、この神経が弱るとキレやすくなるとも考えられています。

正しい姿勢によって生まれる腹式呼吸や深い呼吸は、このセロトニン神経を活性化させ、心を落ち着かせるのに役立ちます。日本人は昔から、腹を生活の様々なシーンで上手く活用し、**腹（胆力）**で精神をコントロールする術を体得していたのです。

日本の智慧「衣文化編」　日本人の心は腹（肚）にあり

これまで紹介してきた日本人に合った体づくりは、西洋医学や欧米式トレーニングからは発想できない方法です。日本人が長い歴史をかけて発見した、人がもつ力を最大限に発揮する「姿勢法」の効果は、戦前の武道家たちによって証明されてきました。

例えば、合氣道の開祖、植芝盛平や愛弟子の塩田剛三。日本武道の威信をかけた戦いで筋肉隆々の最強と呼ばれた米国海兵を剣の道で制した、國井善哉。皆、超越した力を発揮できたのは、**姿勢と呼吸の力（肚が起点）**を自在に操っていたからと言えます。

現代人が抱える体の悩みの多くは、長時間によるデスクワークや便利な生活環境による運動不足、着装すれば体幹部が整う「和装」ではなく、姿勢が乱れやすい「洋服」への複合的な環境要因による、**重心バランス（中心）のブレ**からきています。

これらを解決するために、「着物姿勢」を実践すれば、現代の生活環境下でも「正しい姿勢」を無理なく長時間、持続させることができるので、是非実践してみて下さい。

体験者の声①
体の中心が整い、慢性的な腰痛が解消！

■対象：40 代男性
■出身：愛知県豊橋市
■職業：映像プロデューサー
　　　　名駅プロコワ運営代表
■趣味：ビジネス書を読む
■悩み：慢性的な肩こり
　　　　疲れやすく困っている

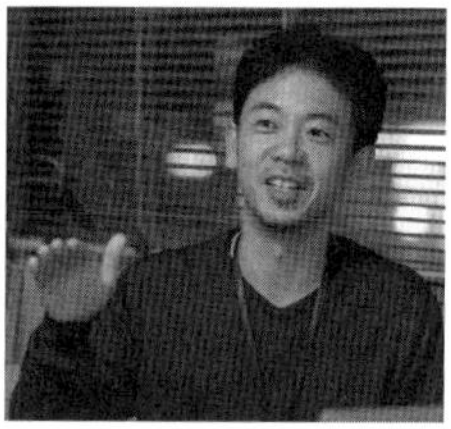

Before

以前は少し押されたくらいでふらつくくらい弱々しく、自分に軸がないような感覚でした。基礎体力がなく、日頃から疲れやすく、身体の不具合が精神的な部分にも影響して、「自信のない自分」を作っていたような気がします。「自分がどこにいるか、どこに立っているか」不安定な状態でした。

After

足の裏全体で体を支えている「地に足がつく」感覚になり、上半身も頭の位置が後ろで、肩が前。自然と背筋が伸び、自信に満ちた姿勢になりました。たったこれだけの方法でこれだけの効果が体感できて驚いています。いまでは重心が丹田にあり、体の軸ができてふらつかなくなりました。同時に、精神的にもいい影響が出る感覚です。「姿勢１つが人生の生き方、あり方にまで影響する」という外薗さんの独特のアプローチがまた魅力的です。一人でも多くの方々に自分で健康な状態を作り出せるこの調律法を体得してもらえるように、プロコワでもセミナーを開催できるようにしていきたいと思います。

体験者の声②
部分最適ではなく、全体最適の身体づくり！

■対象：40 代女性
■出身：愛知県名古屋市
■職業：インストラクター
■趣味：人を笑顔にする
■悩み：冷え性、頭痛、疲れ目

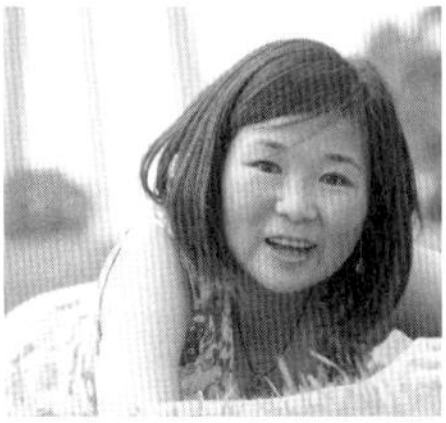

Before

デスクワークをしていることもあり、腰痛、首肩コリ軽い頭痛と疲れ目、なんとなく全身がだるい感じでした。さらに、自分の今の姿勢を知るペアワークをしてわかったことは身体がよじれて、左右の肩の高さが違うということでした。

After

たった 10 分のメンテナンスを実践して、その効果のすごさに驚きました！　身体の不調はあっという間に全て軽減され、特に首と頭痛はまったく違和感がなくなり、頭の中がとてもスッキリ！　腰痛もほとんど気にならないくらいまで改善しました。身体のねじれも肩の高さもそろい、何より身体全身がポカポカに温かくなりました。一緒に受けた仲間も姿勢が劇的に変容しており、猫背が改善されていました。

体験者の声③
都大会から全国大会ベスト 16 進出の快進撃へ

■対象：30 代男性
■出身：香川県坂出市
■職業：中学校教諭
■悩み：都大会の上位までいくが、勝ちきれない

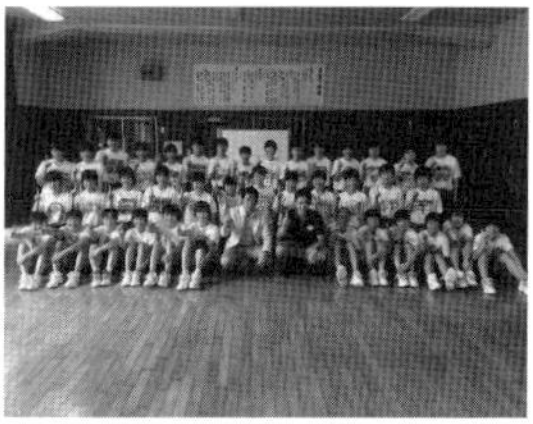

Before

部活動でなかなか結果がでない現状に悩み、打開策を模索していた時です。私が顧問をする女子バスケットボール部。全国的な強豪校で知られ、毎年、全国大会に出場するのが当たり前と周りからも見られていました。しかし、ここ 5 年間、全国大会出場の機会に恵まれず、勝負所で勝てない年が続いていました。

After

「心と身体を整える」という体験の後、身体が軽くなったという感想を持った生徒が大勢いました。その後、私が指示したわけでもなく、自分の意志で丹田チューニングを継続的に行い、寝る前、試合の前、これをやらないと落ち着かない、不安になるくらいまで追求し、継続しました。その結果、試合本番で心身のコントロールが上手くいき、能力を最大限に発揮することができました。

体験者の声④
元シンクロ・オリンピック代表も日常で活用！

■対象：30 代女性（元日本代表）
■出身：埼玉県
■職業：ネイルアーティスト
■悩み：海外での仕事が多く、移動が大変なので、短時間で、簡単に自分を整える方法を知りたい

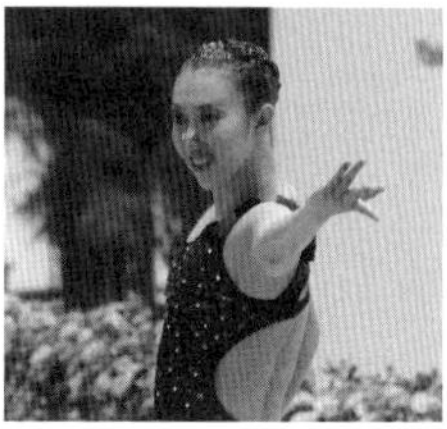

Before

元々身体の歪みが少しあり、肩や背中の筋肉が緊張しやすいタイプで、現役時代から筋肉の硬さが課題でした。特に肩コリを感じやすく、肩周りのストレッチは毎日行っていました。

After

初めて呼吸法を体験した時、終了後にとても身体が軽くなったのを感じました。特に、いつも重く感じる肩周りがスッと軽くなり、鏡で自分を見てみると身体の歪みも少なくなっていたので更に驚きました。難しい技術も特別な道具も必要なく、短時間で、自分でできるのが魅力です！おかげで、身体も心もすっきりした状態で 1 日をスタートする事ができます。本当にびっくりするくらい自分で変化が感じられます。試してみて下さい！

超元氣！

食事編

【チェックリスト】

□1日1回以上、便が出る

□表示ラベルで原材料、製造工程をチェックし、国産食材を購入している

□抗酸化力の高い日本型食生活が中心である

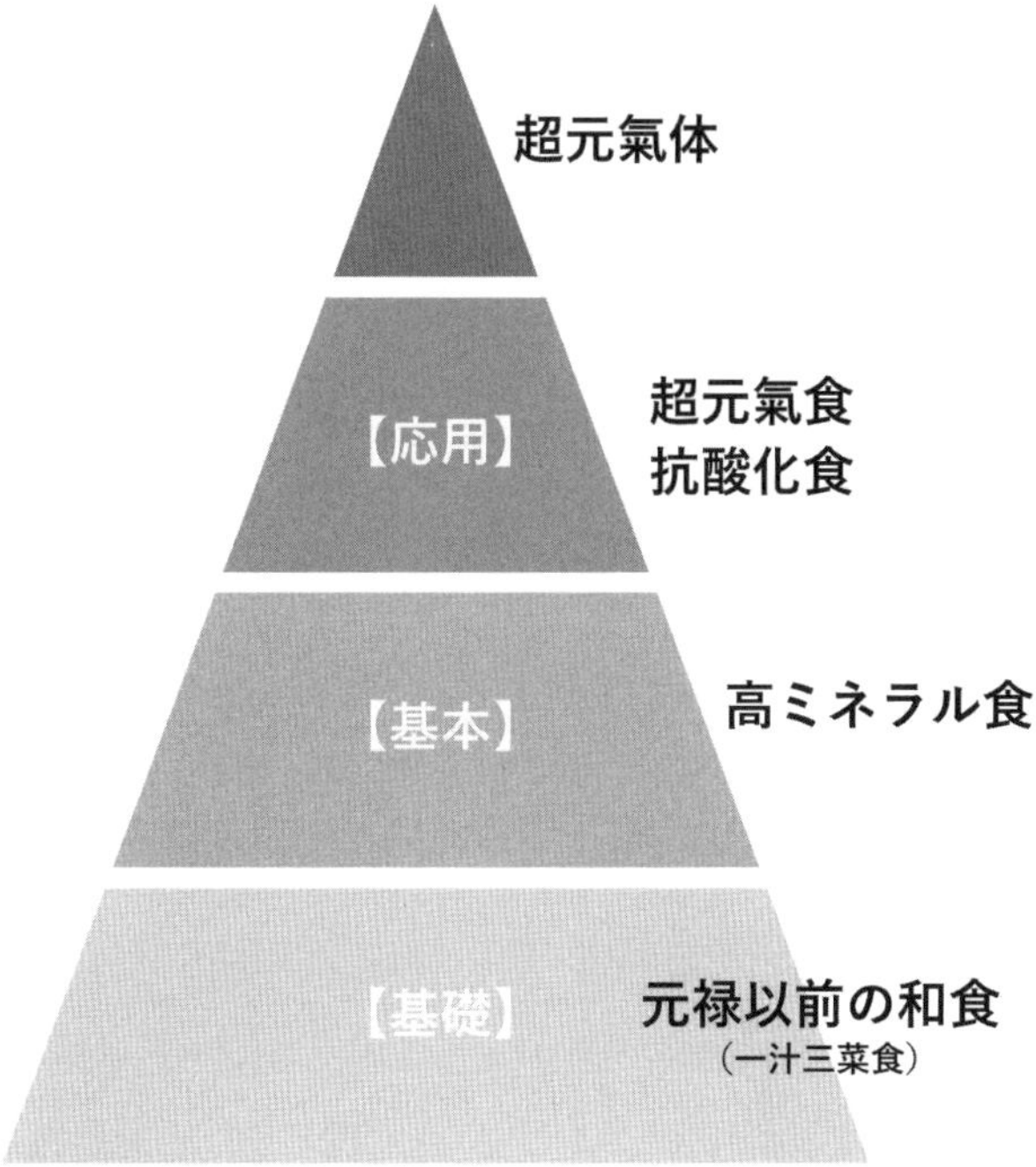
超元氣体
【応用】
超元氣食
抗酸化食
【基本】
高ミネラル食
【基礎】
元禄以前の和食
（一汁三菜食）

一日十分「最強の高ミネラル食」の基本

最強の高ミネラル食とは、ミネラル濃度の高い土壌で育まれた「無農薬高ミネラル有機米（玄米か五分つき米）」と「野菜」を、七大栄養素の含まれた一汁三菜でいただく食事のこと。飽食の時代と言われ、動物性食品中心の「低炭水化物、高たんぱく、高脂質」が食生活の主流になった今の日本。その生活環境下でも、人々が〝食べ物の力で健康を取り戻す食事法〟として実践できるように新たに体系化しました。

本書が提案する「最強の高ミネラル食」は、高ミネラル有機米（五分つき）と玄米麹味噌汁の最強タッグに、発酵食や植物性たんぱく質「高炭水化物、低たんぱく、低脂質」中心の食材（大豆、旬の野菜）と原料にこだわる調理法をプラスした組み合わせです。ビタミン・ミネラル・食物繊維・酵素を効果的に摂取し、腸内環境をよくすることで、からだ全体のバランスを整えることが目的です。必須栄養素の欠損がなくなることで、疲れにくい体質を手に入れることができます。

現代人に最も欠けている七大栄養素とは

ブドウ糖や単糖から構成されるものの総称のこと。人が体を動かすためのエネルギー源。ビタミン・ミネラルと結合し、エネルギーに転換される。	炭水化物
20種類のアミノ酸から構成され、主に体の筋肉や臓器をつくる。また、酵素やホルモン、免疫物質として代謝や体の機能を調節する。1日必要量は年齢によって異なる。	たんぱく質
ホルモンや細胞膜、核膜を構成し、皮下脂肪として臓器を保護、体を寒冷から守る。また、ビタミンを体全体に運び、炭水化物の燃焼を助ける。	脂質
自然の食品の中に含まれる天然の物質であり、生命維持に必要な有機物。ビタミンはミネラルなしでは吸収されることはなく、その機能を果たすことはできない。	ビタミン
3大栄養素、酵素を助ける働き。ビタミンと同様に体内生成できない微量栄養素と言われる。無機質で重要性に順位はなく、バランスが大切。	ミネラル
消化・吸収・排泄を促進する。大腸内の細菌により発酵・分解され、ビフィズス菌などの善玉腸内細菌の餌になるため、善玉菌が増え、腸内環境が改善される。	食物繊維
摂取した食べ物を消化・吸収・分解・代謝したり、体の中で起こるほとんどの化学反応（体の成長・免疫・調整機能）に関与する。	酵素

基礎実技　一汁三菜食とは

無農薬高ミネラル有機米

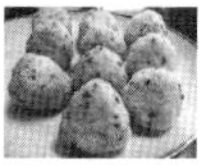

無農薬玄米（五分つき米）は多めに炊き、残った分は冷凍保存しましょう。食べる直前にレンジで解凍し、昆布や梅を加えてお結びにするか味噌汁に入れて食べましょう。

主食

玄米麹味噌

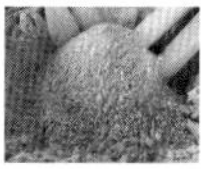

具材は旬の有機野菜か国産を使いましょう。だしは、昆布、煮干し、鰹節、また野菜素材そのものからとり、味噌は栄養成分が壊れないように火を止めてから溶かしましょう。

一汁

抗酸化野菜

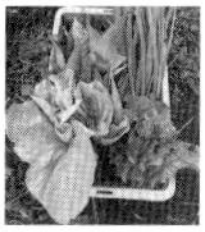

味噌汁が具沢山なので、納豆、漬け物だけでも充分。食物繊維や抗酸化物質を豊富に含む季節に応じた旬の食材を選ぶと良いでしょう。忙しい時は作り置きがお勧めです。

三菜

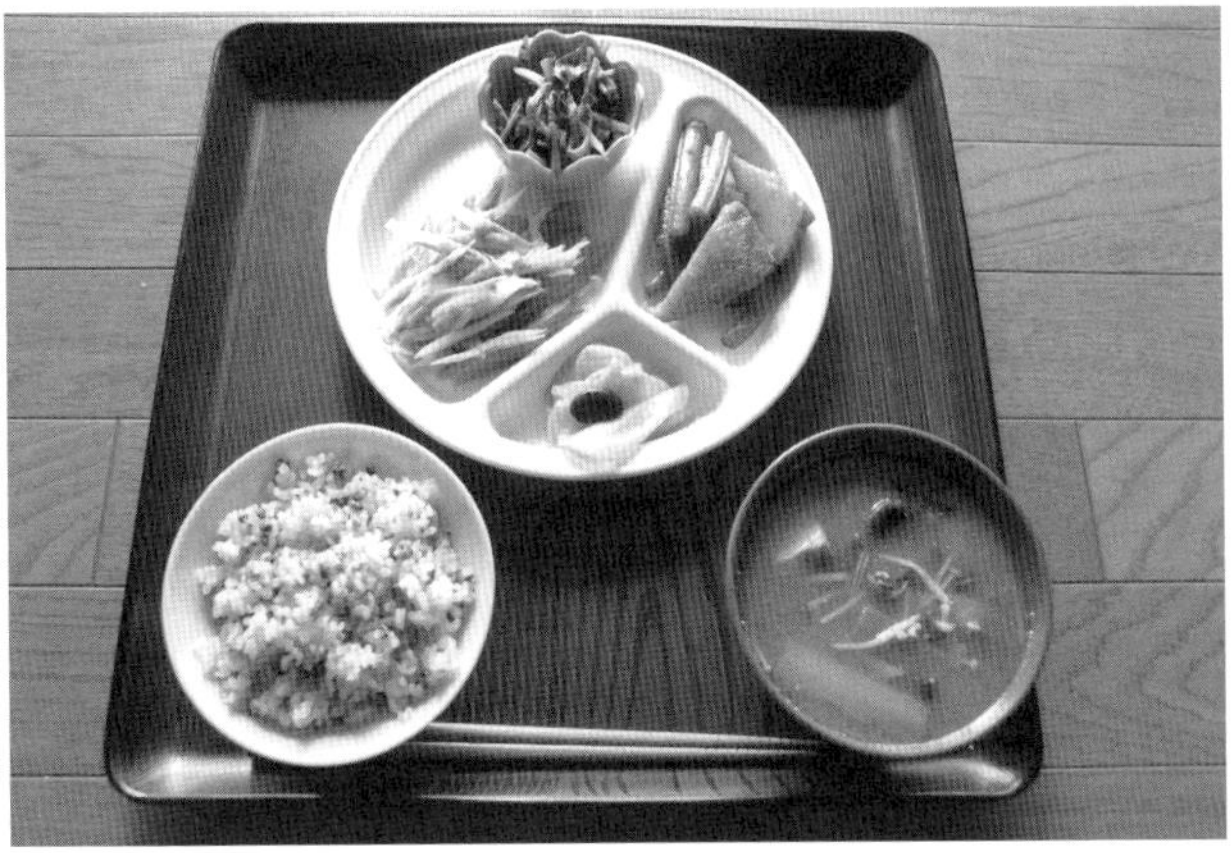

だしは、旬の野菜の味。調味料は、国産の大豆醤油
天日塩などを活用し、素材の味を引き立たせる。

	七大栄養素	主要な食べ物
1	炭水化物	高ミネラル有機米、味噌　＊米：玄米 or 五分つき
2	たんぱく質	味噌、国産大豆、納豆 / 油抜き豚肉、鳥むね肉
3	脂質	ごま、くるみ、青魚、煮豆、ゆで豆、蒸し豆
4	ビタミン	高ミネラル有機米と野菜、味噌、キノコ・海藻類
5	ミネラル	高ミネラル有機米と野菜、味噌、くだもの
6	食物繊維	高ミネラル有機米、味噌、ごぼう、抗酸化野菜
7	酵素	味噌、生の野菜・生卵・生魚・生のくだもの

玄米と白米の栄養価の違い

玄米と白米の構造を理解すると「食べ物」の重要性がよくわかります。昔から日本では、玄米の糠層に四十種類以上の栄養素が含まれ、完全食（最高の健康食）として認識されていました。白米との大きな違いは、〝栄養価〟にあります。次ページに玄米の断面図を図示していますが、中心にあるのが「胚乳」で、胚乳の端には「胚芽」があります。この胚芽には、**ビタミンやミネラル**などの栄養素が詰まっています。

そして、胚乳や胚芽を覆っているのが「糠」です。糠は三層から成っており、それぞれに役割があります。「果皮」は、外からの異物や刺激を防ぎ、「種皮」は、内側の水分が蒸発するのを防ぎ、「糊粉層」は、脂質やたんぱく質、デンプンを含んでいます。この薄い玄米の糠と小さな胚芽の部分に、多くの栄養素が詰まっているのです。

含有量の多い順に、水分、たんぱく質、脂肪、灰分、繊維と成り、栄養比較表では、ほとんどの成分で玄米の方が高い数値を示しています。

玄米と白米の栄養成分比較図

玄米と白米の栄養成分比較図

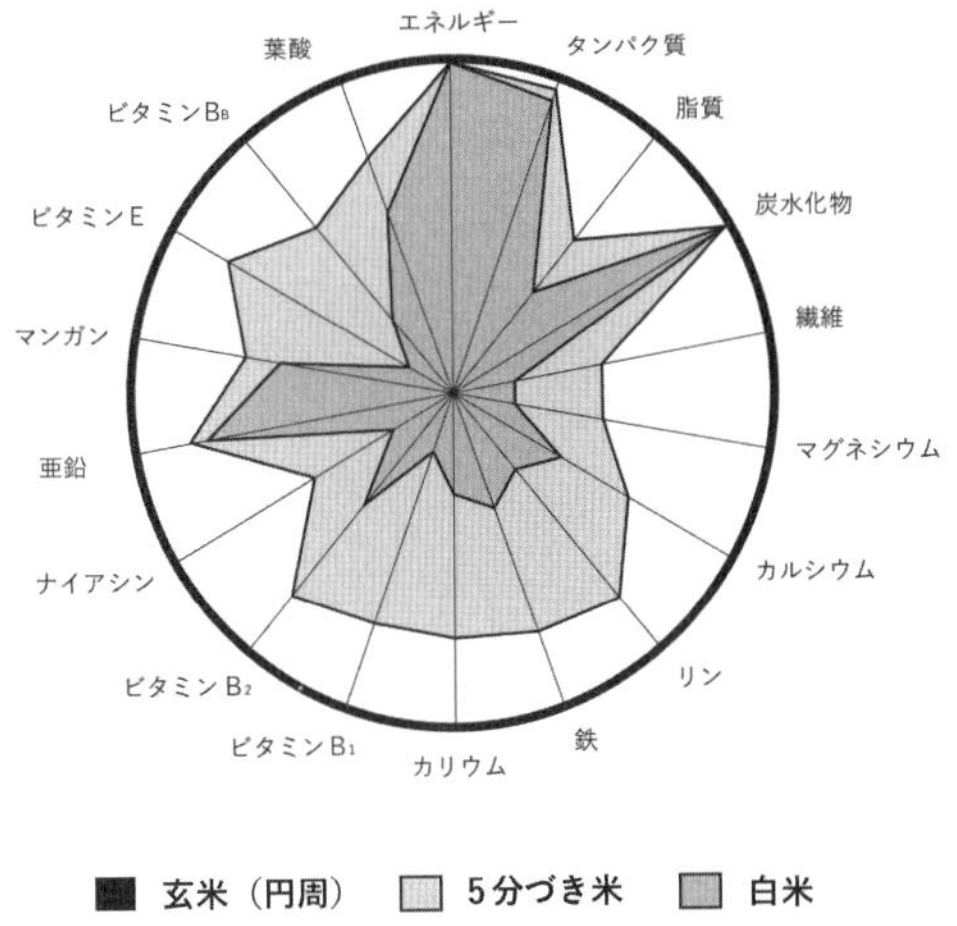

出典：文部科学省「五訂増補食品標準成分表」より

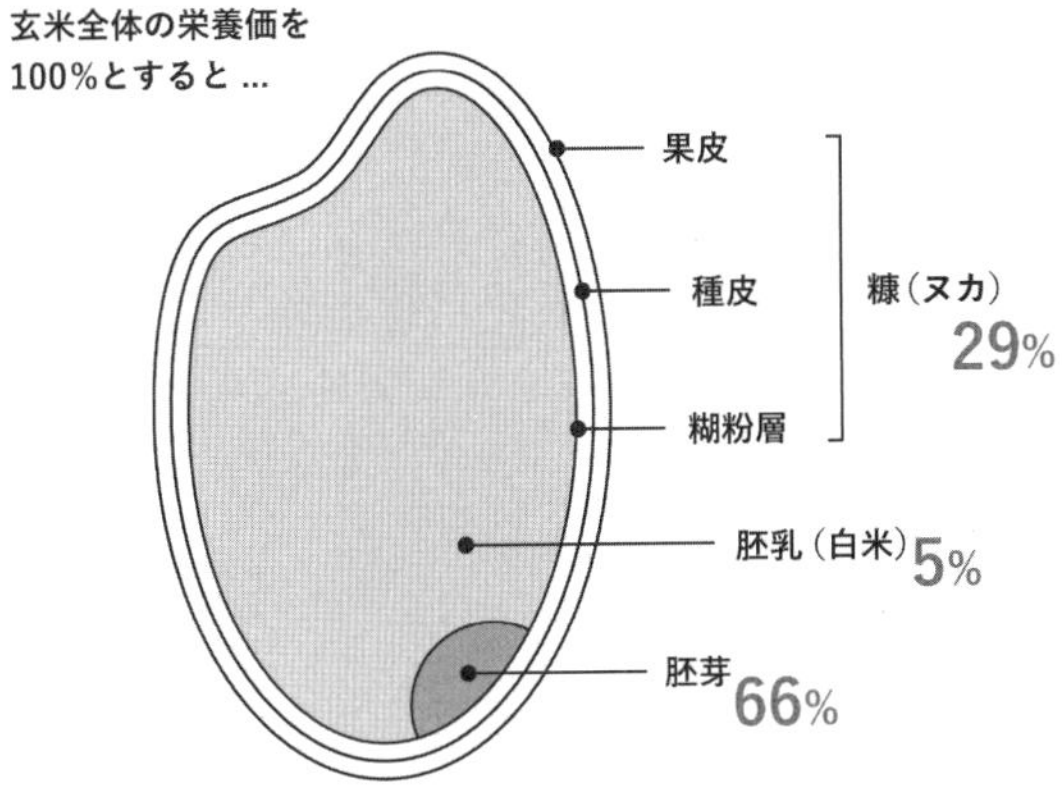

※白米は胚乳だけです

基本実技　高ミネラル食とは

「あらゆる病気の原因は、ミネラル欠損に帰一する」。これは、世界のビタミン研究の第一人者であるライナス・ポーリング博士の言葉です。マクガバンレポートでも「あらゆる病気の元は食源病である」と紹介しましたが、その問題を解決する鍵となる栄養素が**「ミネラル（約七〇種類以上）」**です。ミネラルは、ヒトの体内で生成できないため、食べ物から摂取するしかありません。しかし、過度な農薬と化学肥料の使用により、土壌微生物が死滅し、地球上の農地ミネラルが激減しています。

　このような時代背景を踏まえた上で、ミネラル分豊富な作物を三つの技術「発酵堆肥・有機肥料・ミネラル剤」によって可能にしたのが、「高ミネラル農法&高ミネラル食」です。内容は一汁三菜と変わりませんが、栽培方法と結果が大きく異なります。高ミネラル商品や資材、自家栽培（プランター含）でできる「高ミネラルな土づくりの方法」を知りたい方は、巻末の「オススメ書籍&特典動画」を参考にしてみてください。

基本実技「高ミネラル食（土）」とは

発酵堆肥

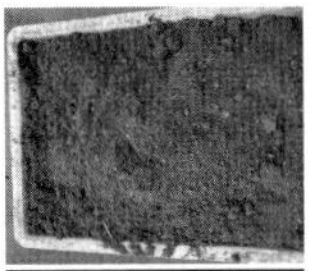

市販の場合は、野菜の**有機堆肥**を購入。

しいたけ菌床の廃菌床に米糠を混ぜて発酵させる（本書に出る菊地氏の場合。他にも方法はある。）

1

ミネラル剤

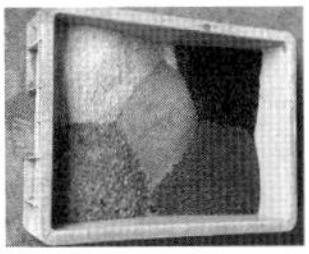

上和田有機米生産組合では共同使用の**力素を使用**。

五種類のミネラル資材（鉄材・湖底堆積層・卵の殻・焼成ゼオライト・総合ミネラル剤）を配合する。

2

有機肥料

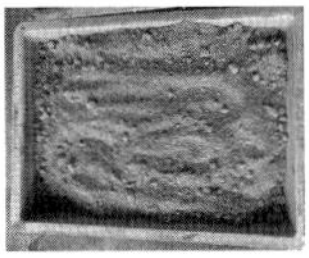

市販の場合は、**完熟醗酵なたね粕**を購入。

発酵有機堆肥（米糠・菜種粕・骨粉・魚粕・昆布の粉・カニ殻）を配合する。

3

最強の主食

無農薬高ミネラル有機米

主な効能

一、腸内細菌が増え、免疫力アップ
二、持久力、集中力アップ
三、疲れにくく、眠くならない

ビタミン・ミネラル・食物繊維が豊富！
血糖値の上昇をゆるやかにさせる

本書が推奨する「無農薬高ミネラル有機米（五分つき米）」は、栄養価の高い胚芽を半分まで残した五分つき米です。玄米は完全食で有名ですが、そのままでは毒素（フィチン酸、アブシジン酸）をもっているため、**長時間の水漬け**をして除去する作業が必要になります。忙しい現代人には少しハードルが高いので、五分つき米にすることで、白米と同じ炊き方で、玄米に近い栄養をとることが可能になります。玄米に抵抗がある方は、まずは、無農薬高ミネラル有機米の五分つき米から始めることをおすすめします。

高ミネラル有機米（玄米と五分つき）の炊き方

1 無農薬玄米 or 五分つき米を用意する

2 無農薬玄米 or 五分つき米を水で研ぐ

3

玄米の場合

水を入れて 17 時間のうち 3 回水抜きして、炊く
（毒素を除去）

五分米の場合

水を入れて 30 分吸水させ、炊く
＊白米と同じ炊き方で OK ！

4

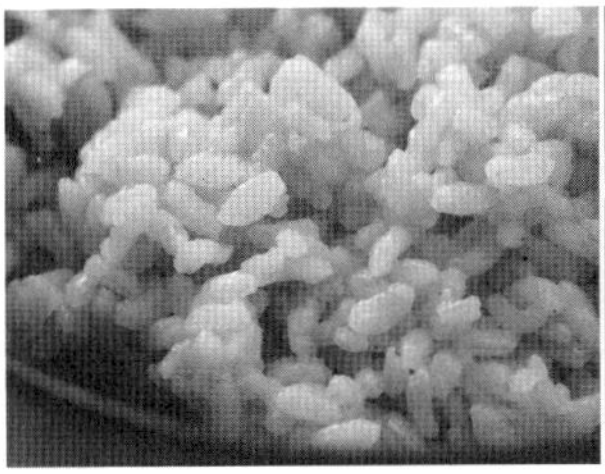

無農薬玄米

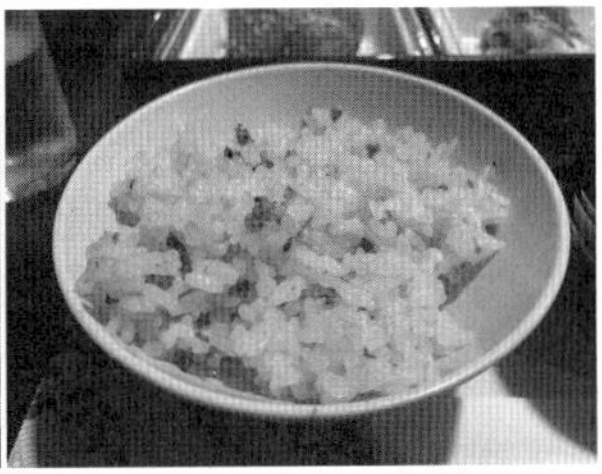

五分つき米＋玄米粒

最強の一汁

玄米麹味噌

主な効能

一、乳酸菌が腸の働きを助け、便秘解消
二、老化を防止し、若々しい美肌を作る
三、「幸せホルモン」のセロトニンが増加

抗がん作用、整腸作用のある日本人の知恵が詰まったスープ

味噌には、私たちの腸内を整えてくれる力がいっぱいです。主原料の大豆には、抗酸化作用があり、風邪や現代病、がん予防にも役立ちます。特に、多様な腸内細菌を増やす最も効果的な食材は、**生味噌**です。味噌が様々な症状や現代病の改善に効果的であるということは、次ページで紹介する広島大学大学院の研究で明らかにされています。

また、チェルノブイリ原発で被爆者を味噌の力で救い、ロシアの英雄となった**秋月辰一郎医師**は、**玄米、塩、わかめ味噌汁**を患者とスタッフに毎日食べさせ、長崎原爆の被爆者を救ったと言われています。詳しくは、著書「体質と食物」をご覧ください。

日本人の長寿の秘訣が明らかに　（広島大学大学院研究）

広島大学渡邊敦光名誉教授と広島大学・大学院医系科学研究科吉栖正生教授らの研究グループは、味噌の効能について科学的な研究を行いました。**疫学的に、味噌は胃がん、肺がん、肝腫瘍、大腸がんや乳がん等を予防する**ことが報告されており、動物実験として渡邊らは胃がん、肺腺癌、大腸がん、肝臓腫瘍等に、他の研究室からは乳がんに一定の予防効果があることが公表されました。

がん以外でも、最近、味噌を食べても血圧は上昇しないという疫学的な結果や、渡邊による動物実験の結果が報告されています。さらに、閉経後の女性においてイソフラボンを多く取ることで脳卒中や心筋梗塞が抑えられること、味噌には弱いながら同様の抑圧効果が認められることが国立循環器病研究センターから報告されています。

・味噌の効能として、血圧の上昇を抑制し、何らかの脳卒中予防効果がある。

（掲載元：広島大学ＨＰ【研究成果】味噌が脳卒中を抑制～日本人の長寿の秘訣が明らかに～）

「玄米麹味噌」のつくり方

原材料は、国産有機大豆、玄米麹、天然の塩

1

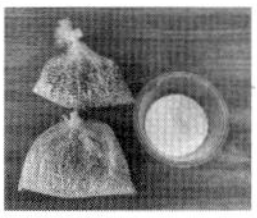

原材料は国産大豆、塩、玄米麹を用意

2

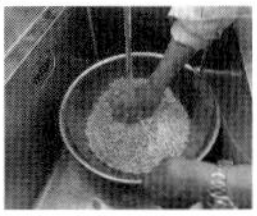

大豆を 13 〜 20 時間水漬けして、三回水交換

3

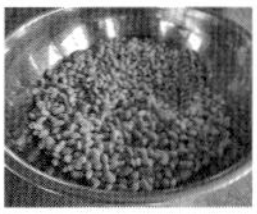

水漬け＆水交換が完了した大豆を用意

4

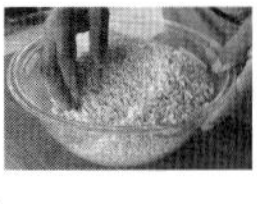

合わせ麹と塩（食塩でない）を混ぜる

5

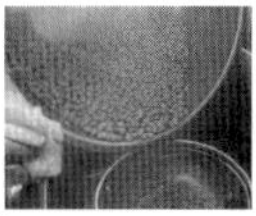

一．４～５時間煮た豆をザルにうつす
二．ボールに入れ替える

6

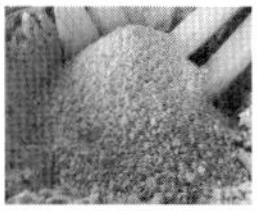

一．棒で豆を小さく潰す。
二．玄米麹味噌と合わせ麹を混ぜる

7

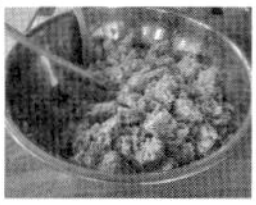

一．大きな粒がなくなったら、完成！
二．袋に入れて 10 カ月保管

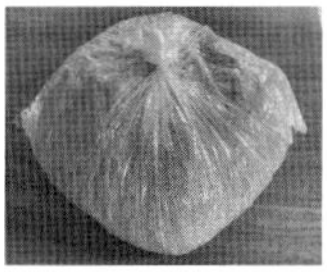

「天然だし」のつくり方

原材料は、無農薬野菜、干物からとれる天然だし

日本食の真髄といえば、「だしの旨み」。海外のように刺激の強い調味料は使わずに、素材そのものの味と栄養価を活かす調理法を、私たちの先祖は、子孫のために継承してくれました。まずは、基本となる「だしのとり方」を身につけましょう！

1 しいたけだし

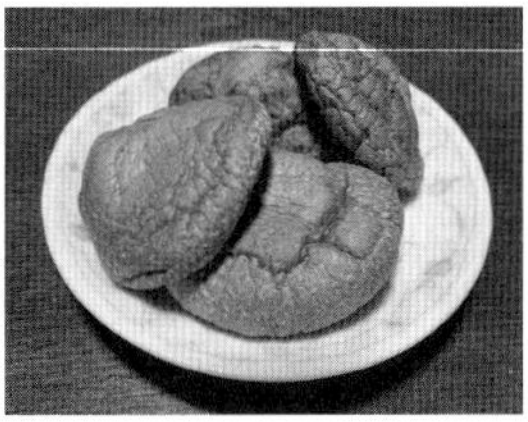

材料

干ししいたけ
冷水
＊お湯は NG

作り方

1、10 時間水漬け
（旨味が出る）
2、中火 10 分程度

2 しいたけだし

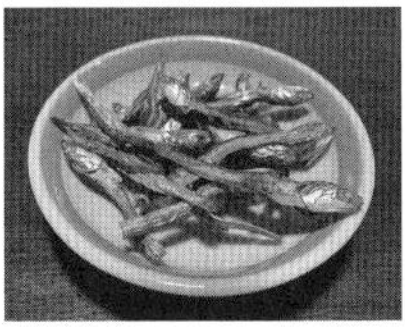

材料

煮干し
冷水

作り方

1、頭と内臓をとる
2、中火 10 分程度

3 昆布だし

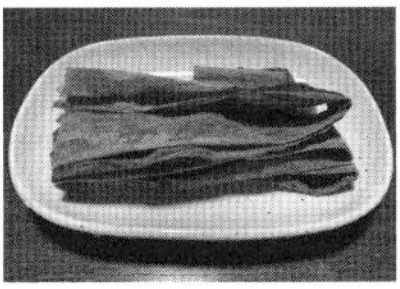

材料

干し昆布
冷水

作り方

1、細かく刻む
2、中火 10 分程度

3つをミックスすれば、さらにパワーアップ！

有機農家である菊地良一氏が、二〇〇〇年からオリンピック強化スタッフとして、短期間で結果が出る食の開発を支援した経験と、これまでに様々な現代病（リュウマチ、腎臓病、がん、糖尿病など）を改善した実績を経て「アスリート食」が誕生しました。

なにより私自身が高畠町に移住してからの二年間で、菊地氏の無農薬高ミネラル有機栽培によって育った無農薬高ミネラル五分つき米、玄米麹味噌、高ミネラル野菜を摂取し続けて、「集中力、回復力、耐久性」が向上したのを体感させていただきました。

実践栄養学を農法に応用し、ビタミン・ミネラル・食物繊維・酵素が豊富な土壌改良から生まれた作物群により、特に排泄力が促進されました。また、**血糖値がゆるやかに上昇**するため、白米を食べた時のように「眠くなる、疲れる」という症状が起きません。

また、玄米を深炒りした粒食と粉食は、焙煎により毒素は除去され、栄養価が保たれるため、現代人に不足している栄養素を手軽に補充することができます。

深炒り技術で高栄養価を実現

　昔から言い伝えられている、万病に効くという「玄米粥」。それは玄米を炒ってから煮るというもの。玄米の硬い膜が、水で軟化し溶かされるためには、高熱での焙煎が必要だったのです。『がん患者は玄米を食べなさい』（現代書林）の著者である琉球大学名誉教授の伊藤悦男先生は長年、食品の抗がん性を研究してきました。玄米の抗がん作用の研究に取り掛かり、米糠を水で煮立て、その熱水抽出液で抗がん性実験を行ってみましたが、まったく抗がん効果が現れませんでした。諦めかけていた時に昔からの言い伝えを知り、米糠を高圧高熱処理してみました。すなわち〝深炒り〟です。すると**二種類の抗がん性成分**を発見し、その内の一つの**αグルカン**は、体温を上昇させ、セラミドが免疫力を高めるということを解明することができました。玄米のαグルカンとセラミドには抗がん性があることも証明されたのです。この研究により、玄米の毒抜きをせずに、**〝深炒り技術〟**により、高栄養価を摂取することが可能になりました。

深炒り玄米（粉・粒）を活用した強化食

今、サプリメントが流行っていますが、サプリメントでは人体の約七〇種類以上のミネラルを補給することはできません。サプリメントをいっぱい取りすぎると重金属汚染の問題もあります。例えば、血圧を下げる薬であるメバルチンは、神経ブロック剤だから、血圧は下がるが呆けてしまう可能性があります。副作用などを考えると基本は、高栄養価の土づくりからできた農産物と無農薬高ミネラル有機米、また無農薬高ミネラル玄米を主原料とした味噌、高栄養価の加工食（原材料のみ）に尽きると思います。

これまで**食べ物と肥料と健康**について菊地氏が研究し、大きな成果として現れたのは、シドニーオリンピックでした。食べ物とスポーツに深い見識のあるライフル射撃の藤井監督から「**食後十五分から、最大パフォーマンスで練習ができる食べ物をつくりたい**」と依頼を受け、玄米を主原料とした玄米粒・粉・珈琲を使い、アスリート食を開発しました。それを一定期間活用した結果、前年には届かなかった入賞を果たしました。

「深炒り玄米粒」のつくり方

1

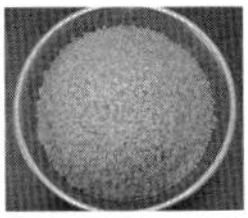

ボールに、無農薬高ミネラル玄米を用意する

▼

2

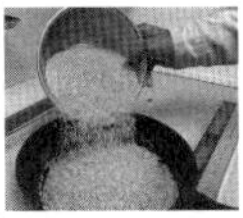

無農薬高ミネラル玄米を、フライパンに移し替える

▼

3

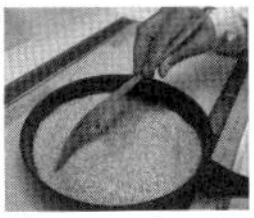

無農薬高ミネラル玄米を一五分中火で炒る

▼

4

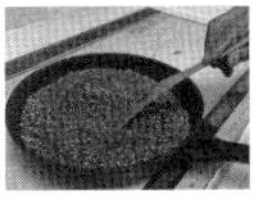

濃いキツネ色まで炒ったら完成
（香ばしい香りがする）

▼

完成！

原材料は、無農薬高ミネラル玄米

最強の野菜群

抗酸化野菜

主な効能

一、がんや動脈硬化などの現代病の予防
二、酸化を抑え、老化の防止
三、アンチエイジング対策

抗がん作用、抗酸化作用、整腸作用のある野菜

私たちの体は酵素を利用して、エネルギーを生成していますが、同時に活性酸素が常に体内で生じています。この活性酸素が私たちの細胞を傷つけ、老化、がん、しわ、しみ、糖尿病や動脈硬化などの現代病の原因となります。加齢とともに抗酸化の働きが低下し、そのために処理しきれなかった活性酸素が体内に蓄積され、より毒性の強いものへと変化します。それを防ぐために、「**抗酸化野菜**」を摂取することが重要になります。

抗酸化野菜は、百種類以上ありますが、主なものは、小松菜、チンゲン菜、かぶ、人参葉、ごぼう、大豆、ほうれん草、しいたけ、キャベツなどがあります。

小松菜

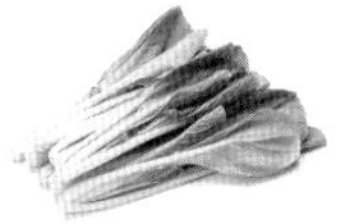

造血機能を促す葉酸や、鉄の吸収率を高めるビタミンCに富み、貧血解消のためには欠かせない

ほうれん草

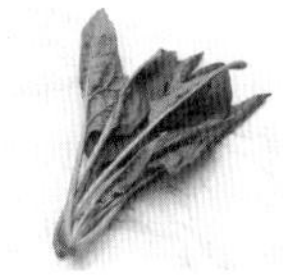

体内でビタミンAになるカロテンやビタミンC、Eが多く含まれているので、動脈硬化を促す活性酸素のはたらきを抑えるきを抑える効果

ごぼう

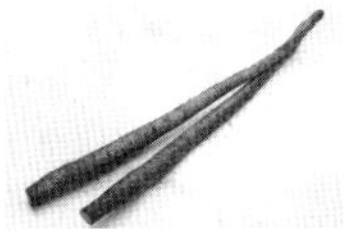

強い抗酸化作用のある「タンニン」「クロロゲン酸」「アルクチゲニン」「サポニン」などのポリフェノールが豊富

人参

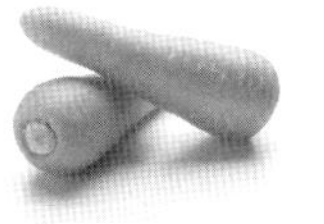

カロテンは体内でビタミンAに変化し、免疫力を高めます。強い抗酸化作用で肺がんや胃がんを予防する効果が高い

掲載元：公益財団法人長寿科学振興財団 健康長寿ネット
抗酸化による老化防止の効果

最強の抗酸化食

元氣菜（ゲンキナ）

主な効能

一、マグネシウムが豊富で、便秘解消
二、血液がサラサラになり、美肌効果
三、毒素を体外に出す力・排泄力がアップ

豊富なマグネシウムで即便秘が解消！

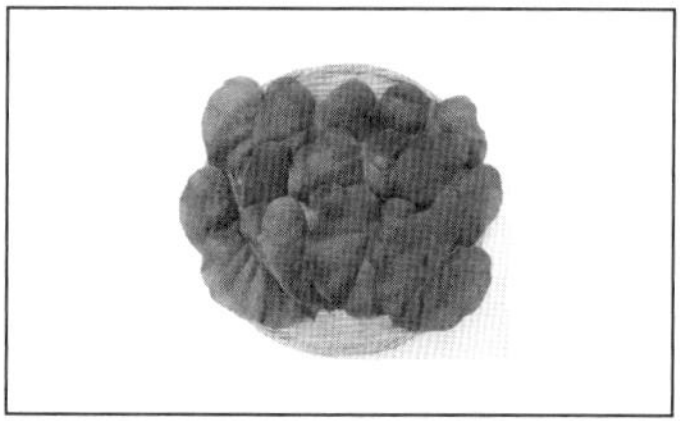

別名、丘わかめ・雲南百薬と呼ばれる。ゲンキナは、ツルムラサキ科の多年草で、マグネシウム、カルシウム、亜鉛など、ミネラルが多く含まれ、血液をサラサラにしてくれます。茹でると苦味が消えるため、ポン酢かゴマだれの豚しゃぶしゃぶ、スムージー（バナナ、りんごジュース、レモン）にして食べるのがオススメです。

通常の農法とは違うのが、〝マグネシウム〟を十倍以上含ませているので、他の抗酸化野菜の中でも特に**便秘解消効果**が抜群です。

ゲンキナしゃぶしゃぶ

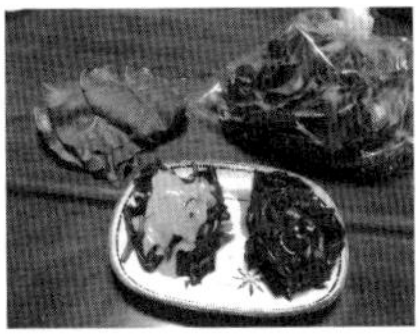

材料

- ゲンキナ　8 枚
- 豚バラ　4 切れ

作り方

1. お湯に 30 秒～ 1 分間ひたす
2. 胡麻だれかポン酢で食べる

ゲンキナスムージー

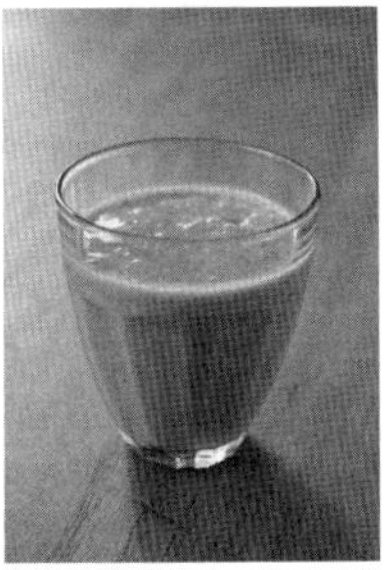

材料

- ゲンキナ 8 枚
- バナナ　1 本
- りんごジュース 200cc

作り方

材料をミキサーで混ぜ、レモン汁を数滴

最強の超元氣食

深炒り玄米

主な効能

一、集中力、持久力アップ

二、整腸作用、排泄力アップ

三、善玉腸内細菌の増加と活性化

玄米の栄養価で、即効性のある最高の補強食

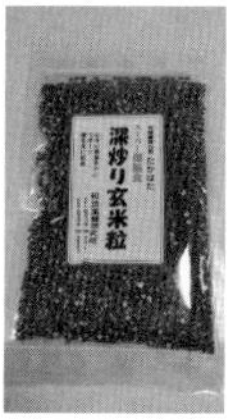

深炒り玄米粒

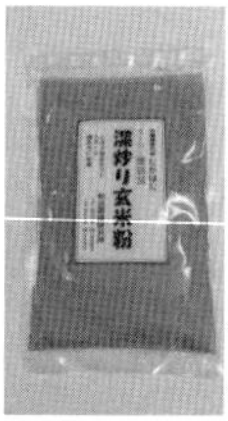

深炒り玄米粉

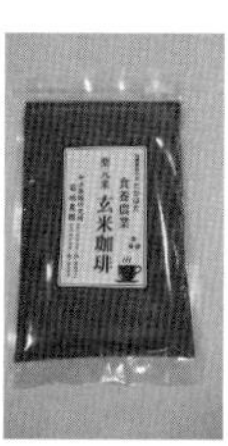

深炒り玄米珈琲

深炒り玄米粒の食べ方

1、ヨーグルトに入れる（大さじ１杯程度）
2、五分つき米と一緒に炊く（1 合で大さじ 2 杯）
＊炊き方は、白米を炊く時と同じ要領。
3、玄米粒をそのまま食べる

深炒り玄米粉の食べ方

1、味噌（大さじ１杯）を入れて、玄米粉を溶かす
2、ヨーグルトに入れる（大さじ１杯程度）
3、お味噌汁に入れる（大さじ１杯程度）
4、パンやホットケーキの生地に使う

深炒り玄米珈琲の飲み方

1、珈琲に入れて粉を溶かす（小さじ２杯程度）
2、ヨーグルトに入れる（小さじ１杯）
3、お湯に溶かす（小さじ２杯程度）
4、パンやホットケーキの生地に使う

ベルツの実験「人力車の走力実験」と食の関係性

当時の日本人の体力がいかに超人的だったのかを現す有名な実験があります。それが、『ベルツの実験』です。ベルツは明治時代に、外国人医師として東京大学へ招聘され、日本人を指南する立場にありました。ある日彼は、俥夫と食に注目し、人力車に乗り込み、車を引かせてみました。俥夫には、お米（玄米）、イモ、大麦、稗、粟などといった日本古来からの**低脂肪・低タンパク**、**高糖質**の食べ物を与えました。驚くことに日光まで馬車とほぼ同じ時間で走れたのです。しかしその後、牛肉を与え、**高脂肪・高蛋白・低糖質**の食べ物を与えると、疲れやすくなり、途中で走れなくなってしまったのです。それから穀類食に変更すると、また走り続けました。『**日本人には日本食が最高である**』と気づいたベルツは、帰国後にその価値を伝えたと言われています。菜食者と肉食者のどちらが優れているのか耐久力実験で、現代栄養学がすすめる肉食を常食としなくても、十分に動けると言う栄養学の仮説を明らかにした事例です。

肉食と穀類食の違い　最強の日本食

ベルツの実験、菊地氏のアスリート食研究に共通するのは、良質な穀物食を摂取すると、代謝機能が活性化し、長時間・高エネルギーを発揮することができる点です。

医学的にも「穀物は、他のどの食品よりもエネルギーが高く、満腹感が得られ、旨味があって味覚を満足させられる。精神活動によって脳を酷使する人間には、こうした条件は欠かせなかったのです。穀物には、長期間保存ができるという利点もありました。代表的な穀物としては、米、小麦、とうもろこし、稗、粟、黍、大麦、ハト麦、そば、そして豆類やイモ類です。穀物は、その多く（八十～九十％）がデンプン質なのですが、これは健康に欠かせないものです。デンプンは、胃腸に負担をかけず、ゆっくり消化吸収され、毒素を吸着しながら便となって排泄されます。これにより、コレステロールや飽和脂肪は低く抑えられ、動脈硬化や糖尿病などの予防に役立つのです」と証明されています。（著：鶴見隆史医師「正しい玄米食、危ない玄米食」）

オリンピック食の開発へ応用

当時、「集中力を持続するためには質の高い食べ物が必要」とオリンピック界で競技スポーツと食の関係性に着眼した人物が藤井優氏（元日本ライフル射撃協会監督）です。

同競技はブルガリア、アメリカ、ドイツ、ロシアが世界のトップレベル。どの国もウエイトトレーニングに加え、**選手の食生活に重点をおく**傾向があり、藤井監督も強い国を見習い食事を重点ポイントとしていました。同氏が山形県を訪れた際に、不思議なご縁から出会ったのが、当時の上和田有機米生産組合長の菊地良一氏でした。藤井元監督「菊地さんは、質の高い作物を追求し、ミネラルを多く含んだ作物栽培を実践しており、この重要性に置いて幅広い層に講義を行っていました。ライフル射撃は体力も大切ですが、集中力が重要なスポーツです。体に充分な栄養分がないと集中力が持続できないので、結果を出すために、質の高い食べ物を追求し続けてきました」。両氏の高い志が合致し、消化・吸収の良い食が完成し、アジア選手権の好結果に結びついたのです。

・アスリート食と白米・精白パンを食べたときのエネルギー変換イメージ・

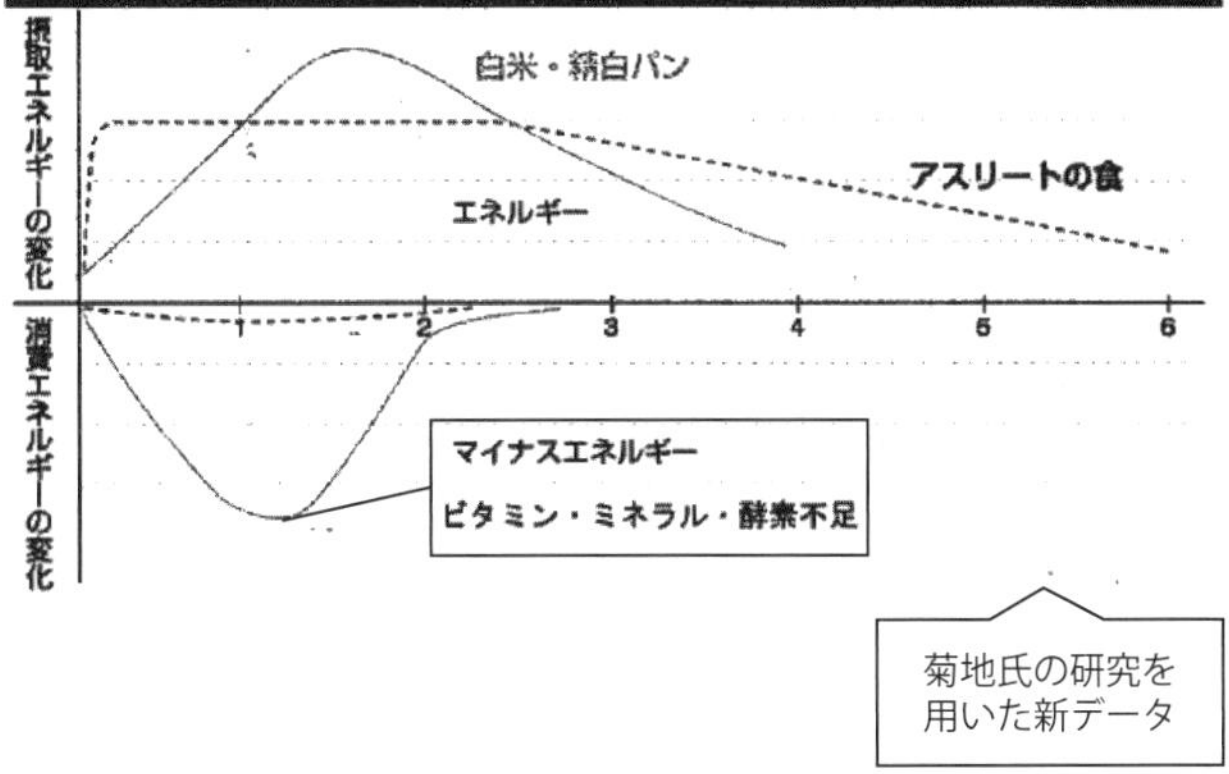

共同実験者

東海大学スポーツ医学研究所
順天堂大学大学院スポーツ健康科学

結果：白米と五分つき米の違い

・血糖値が急激に上がらない
・持久力と集中力が向上する
（白米よりもエネルギーが長く続く）

実績

・ライフル射撃 7位入賞
・マウンテンバイク 東北大会優勝
・スキーオリエンテーリング 東北大会出場

なぜ、食で大きく結果が変わるのか？

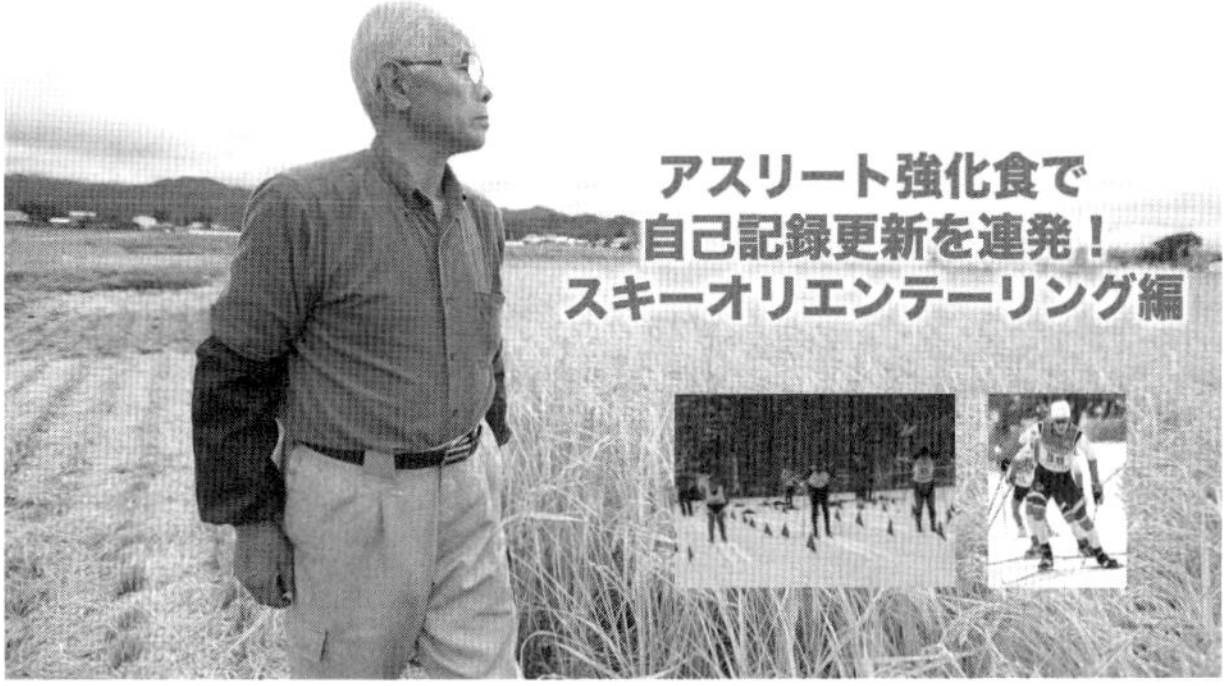

私は、なぜ食によってそこまで結果が変わるのか知りたくて、菊地さんから教えていただいた食養を二年間実践し、集中力、持久力（持続力）、回復力が高まり、以前より疲れにくく、太りにくくなりました。

そこで、スポーツシーンにおける事例を巻末の動画「健康創生ユーチューブ大学」にまとめたので詳しくはそちらをご覧下さい。特に食事が即影響する持久系・集中系の競技やビジネス、受験に効果的です。

重量挙げでは、過去最高の重さを試合で挙げられるようになり、マウンテンバイクでは、東北大会四位から優勝へ、スキーオリエンテーリングでは、自己記録更新と食改革による数々の成果が報告されています。

「元氣生活」を実現する１日の私のルーティン行動

起床時

- 5時30分までに起床
- 床、トイレ掃除、神棚へ祈り
- **家庭菜園の草むしり、水やり**
- **丹田チューニング＋ヒモトレで心身を調律**
- **お米を研ぐ、炊く**
- **味噌汁をつくる or 玄米味噌スープ**
- コアトレーニング（30分以上）

日中

（平日）

- 移動中／読書／YouTubeで情報収集
- 出勤／在宅ワーク

（土日祝）

- おしゃれカフェで読書、創作タイム
- 自己研鑽タイム／トレーニング

就寝時

- 日誌で１日を振り返る
- 手帳で翌日の目標設定
- 好きな音楽でリラックス
- **お風呂で身体を癒す／出し汁づくり**
- **丹田チューニング＋ヒモトレで心身を調律**
- 23時までに就寝

日本の知恵「食文化編」　日本人の心は腸にあり

「人間の身体は、食べたものでできている。」日本には食養生という言葉があるように、薬や手術ではなく、「食べ物」の力で健康になる知恵を親から子、孫へとつないできました。特に、日本のお米や味噌は、世界の中でも最も品質や栄養価が高い食材として、国内外で愛され、今もその技術と職人魂は脈々と地方の農民たちに継承されています。

質素な時代から、欧米のような肉類中心の食卓ではなく、穀物中心の食文化を形成し、各家庭で自給自足して、努力と工夫が積み重ねられてきました。しかし、豊かな食文化の喪失、農地と体内ミネラルの減少による土壌環境と腸内環境の悪化が、現代病増加の根本原因だと私は考えています。添加物や輸入食材が益々増加する生活環境下で、私たちが健康で元氣な体づくりを実現するには、原点に返ることです。私たちの先祖が何を残してくれたのか。何も特別なことをするのではなく、日本人に合った食生活を実践していくことが、お金をかけずに現代病をなくす秘訣になります。

健康の鍵は「食養生（しょくようじょう）」にあり

江戸時代半ばに江戸の人口は百万人に達し、この時代としては世界一の大都市でした。社会が安定し、生活に余裕が生まれたことで人々の関心は「**健康長寿**」に向かいました。その頃、特に重視されたのが**食養生**でした。幕府の方針も同様に、生活の苦しい庶民も医師による治療を受けられるよう、療養所を開設し、食事管理に力を入れたのです。この時代の庶民の食生活は、朝食にお米と味噌汁、昼食には野菜の煮物や魚を添え、夕食は漬物をおかずに、お茶漬けを食べていたと言われています。

一八五〇年代に、「日々徳用倹約料理角力取組」というランキングが出ています。これを見ると、漬物は、たくあん、糠漬け、梅干し。おかずが煮豆腐、イワシのめざし、きんぴらゴボウ、煮豆などでした。この時代の庶民の食生活には、マクガバン報告書で注目された『元禄以前の和食の形』が広く大衆に根付いていたと言えるでしょう。（掲載元：BEST TIMES! と江戸時代の〝健康インフルエンサー〟貝原益軒の教え）

体験者の声①
子供が病気にかかりにくくなった‼

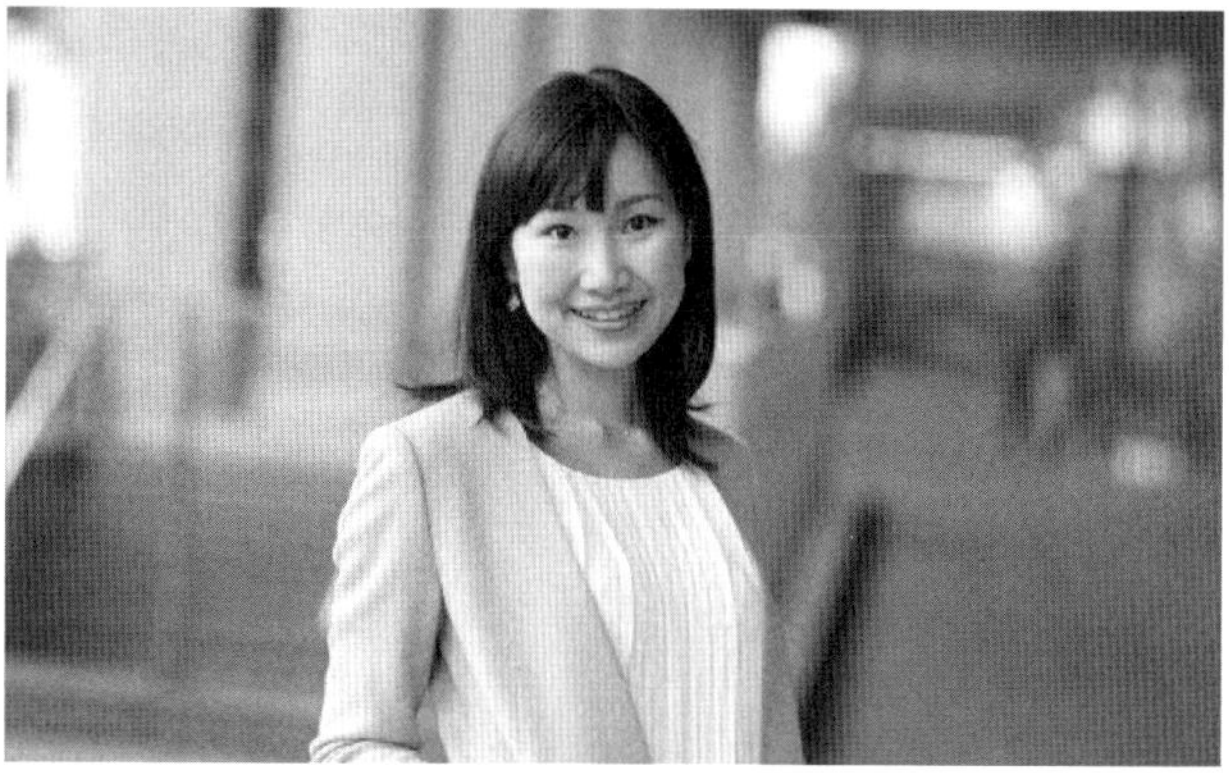

「深炒り玄米粉」を少々混ぜてチヂミを作ったり、ホットケーキ粉に混ぜて焼いたり、蒸しパンにしたり、炊く前に玄米ご飯に混ぜたり、色んな食べ方を楽しんでいます。子供は甘さを少し加えてあげたら、もぐもぐと食べています。外食はどうしても小麦粉や精製食品が多くなってしまうので、このように日常シーンで、手軽に玄米に近い栄養が摂取できるのは有り難いです。
（40代女性、経営者、都内在住、一児の母）

体験者の声②
休みの時間に気軽に栄養摂取が可能

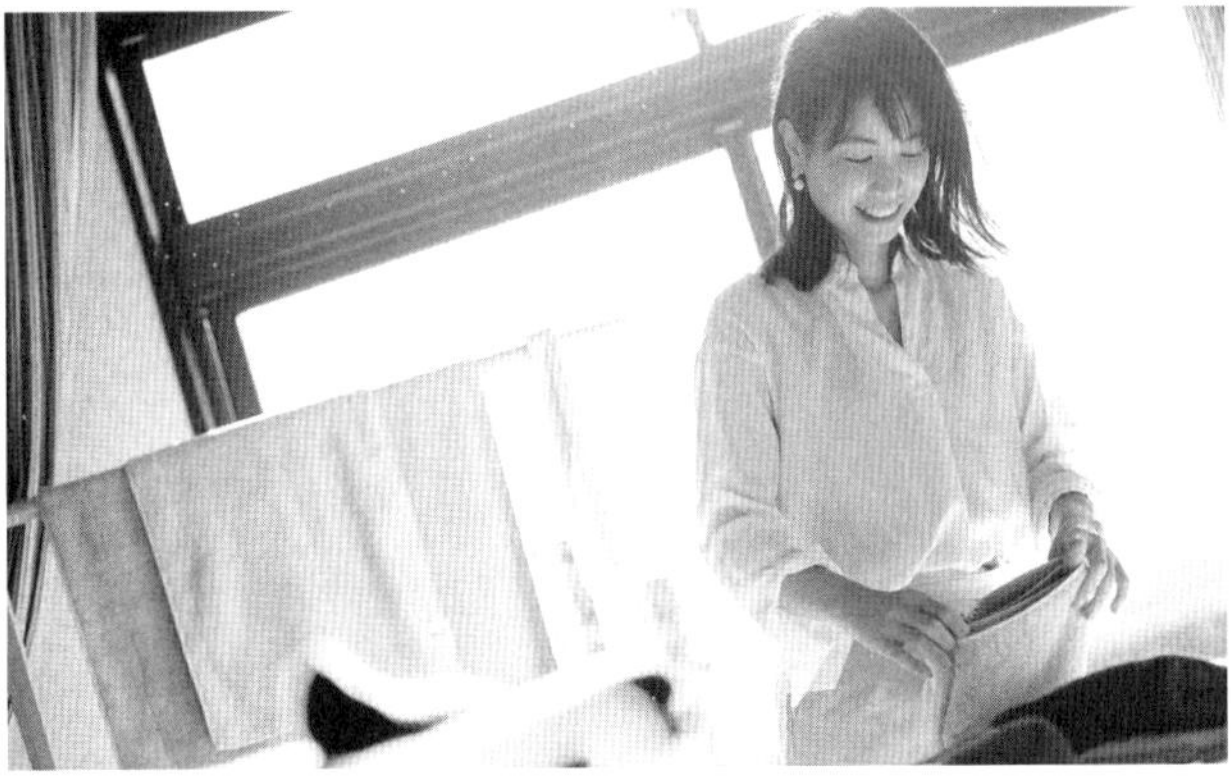

玄米を食べたいと思いつつ、やっぱり子どもや夫は白米が良い……という声はよくママ友たちの間でも上がります。でも、この「深炒り玄米粒」なら、ヨーグルトやデザートに混ぜたり、サラダに入れたりと、自分の好きな料理に入れられます！　噛むということにも注目されるなか、ポリポリとしたそのままの食感も病みつきになります。スナック感覚でも食べられ、お気に入りです。
（40代女性、経営者、地方在住、二児の母）

体験者の声③
3年間悩んでいたお通じが解消！

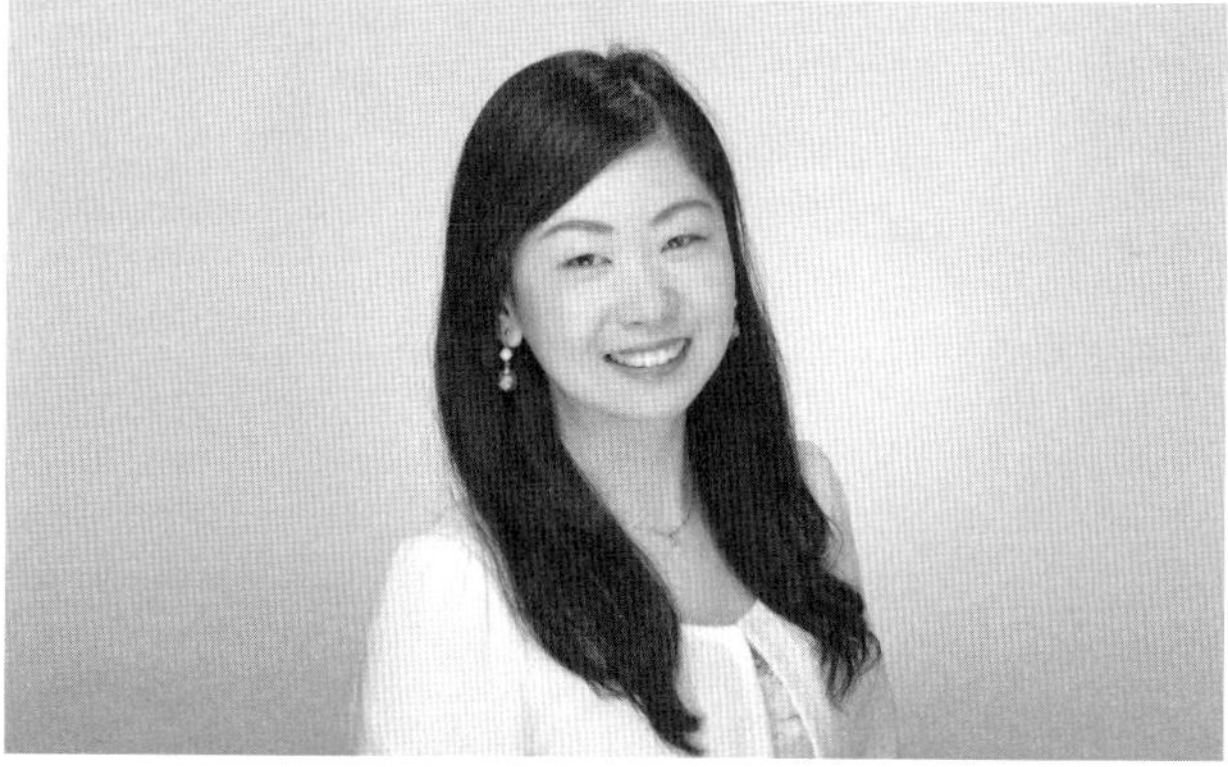

マグネシウムがたっぷりの土でできた「ゲンキナ（5月～10月）」は、そのままだと苦味がありますが、30秒～1分程度茹でて、ポン酢と胡麻だれを使い、しゃぶしゃぶにすると美味しく何枚でも食べられました。不思議と全く苦味もなくなり、ワカメ、ツルムラサキのような粘り気があり、食べ応えがあります！　何より、不規則な食生活や生活習慣で悩んでいたお通じが即日解消したのは驚きでした。（30代女性、学校教諭、都内在住）

体験者の声④
健康な食卓づくりで毎日元氣に！

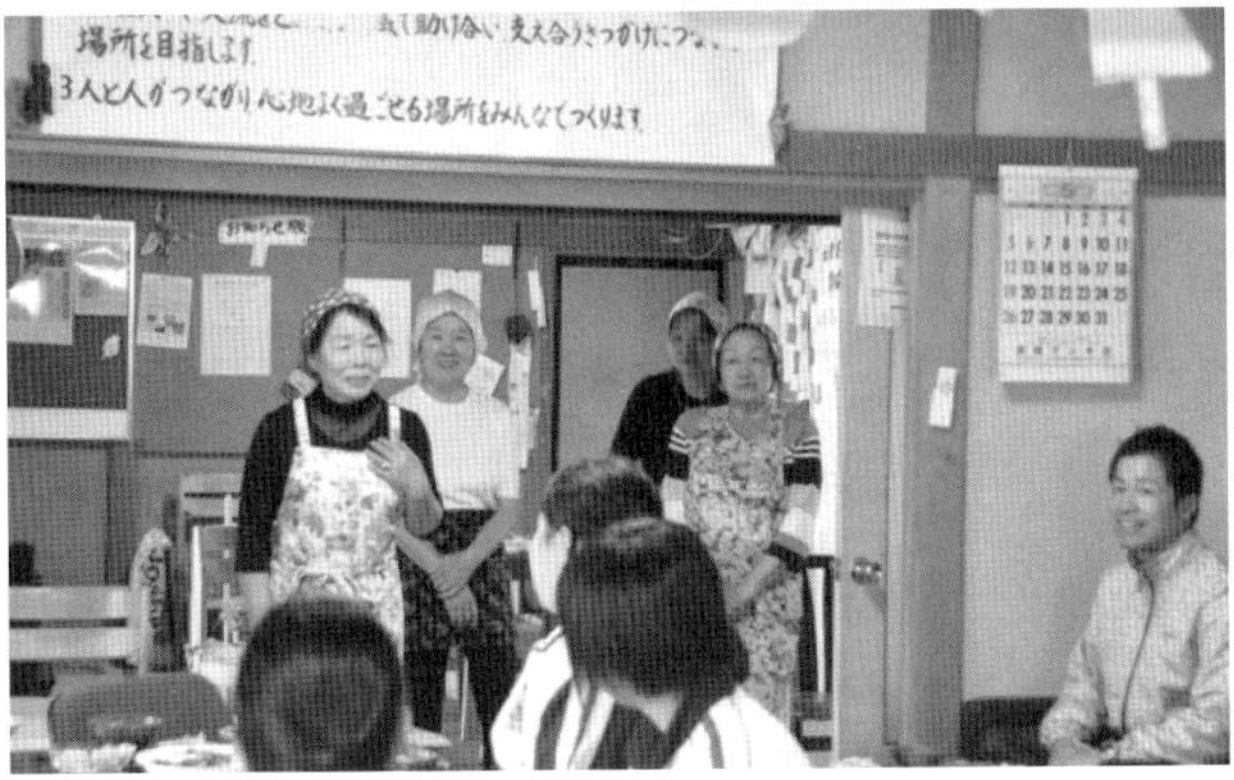

私たちは、地域でひとり暮らしや孤食がちな高齢者にむけて、週１回食卓を提供しています。菊地さん、外薗さんとの出会いから、日常から「栄養価の高い食材」「健康な食卓」を意識して作るようになりました。おかげで私の念願だった次世代の若いお母さんや高校生たちとの交流が増えて、世代や地域を超えて幸せな日々を送らせてもらっています。

（70代女性、市民団体代表、地方在住）

対話インタビュー　菊地　良一　氏

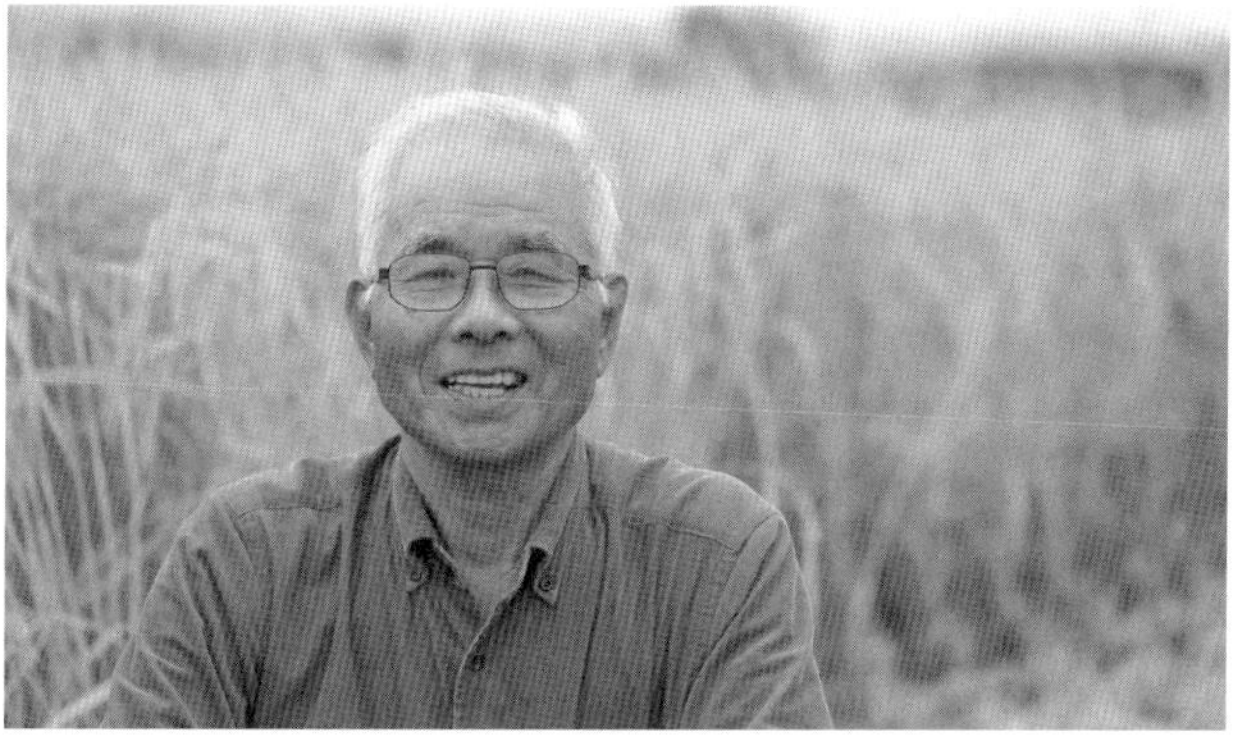

菊地良一（きくちりょういち）1937 年生まれ

1987 年に上和田有機米組合を設立し、初代組合長を 13 年間務める。独自で高ミネラル有機肥料、遠赤外線乾燥機、高ミネラル米「薬元米」、深炒り玄米粒・玄米粉・玄米珈琲、便秘解消に効果抜群のゲンキナ、ゲンキナスムージーを開発。2010 年～ 2011 年には国の「食に関する将来ビジョン検討本部」有識者委員に選ばれる。現在、和法薬膳研究所・菊地農園を主宰。その他、元日本オリンピック委員会強化スタッフとして射撃チームを食でサポート（2000 ～ 2004）。その他、全国から現代病改善に関する問い合わせが絶えない。

外薗「高ミネラル農法とは何ですか？」

菊地「作物の健康をとことん追求した農法のことです」

外薗「なぜそういう考え方や農法にいきついたのですか？」

菊地「最初は、お米の収量をいかに増やすかということで、除草剤を使う西洋式の科学農法を採用し、研究を重ねていました。しかし、農業を始めて三年が経った時、西洋医学、農法では作物そのものが病気になり、収量が増えないことがわかってから、対極の考え方である東洋医学、農法に興味をもち始めたのです」

外薗「なるほど。最初は、化学肥料を使った農法から始まったのですね。東洋医学を勉強した理由、その考え方を農法に融合して何か変わりましたか？」

菊地「理由は、超多収を目指していたからです。土を農薬や除草剤の力で押さえつけるのではなく、土そのものが元氣な状態になれば作物も病気にならないのではないか。そのために良い生育、悪い生育を比較研究し、農薬を使った土と使わない土とで収量がどのように変わるのかを実験し、検証を重ねました。そして、段々と違いが明らかになっていきました」
外薗「栽培方法によって、どんな違いがあることがわかったのですか？」
菊地「人間と同じで、ミネラルが豊富な土をつくれば土壌菌が多様になり、外圧に耐えうる丈夫な作物が育つ。反対に、ミネラル濃度が低い土壌では、作物は病気になりやすい。収量も味も全然違うものができる。その経験から十五年後に、上和田有機米生産組合の土台となる〝**高ミネラル肥料**〟の開発に成功しました」
外薗「人間の体づくり同じ考え方ですね。私も教育者として人づくりに関わってきたので、菊地さんの食べ物づくりと重なる部分が多くあります。高ミネラル肥料ができてからどんな違いが生まれましたか？」
菊地「食味、収量ともに安定して高品質、高栄養価の作物が育てられるようになりました。生産組合にも共同で高ミネラル肥料を使えるように指導し、全国食味分析鑑定コンクール総合部門で五年連続の金賞を獲ることができました」
外薗「すごいですね！　地域の面的な拡大に成功したのですね。その後、さらに研究開発を重ね、藤井優元監督との出会いや日本オリンピック委員会強化スタッフとしての〝アスリート食開発〟につながっていくのですね。土壌、作物、人間に対して数々の変容をもたらした、高ミネラル肥料の技術的な側面についてお聞かせ願えますか？」

菊地「原点は、北海道で起きた牛のぽっくり病事件にあります。当時は、たんぱく質の過剰摂取と公表されましたが、私は、真の原因は、ミネラル不足、窒素過多による生糞散布だと体験から感じていました。その仮説で、飼料となる牛が歩く運動場と畑に**ミネラルを充足させ、硝酸帯窒素を削減**しました。すると、当時、起きたような牛の病気は一切なくなりました。また、**発酵堆肥、約二十種類以上のミネラル剤、有機肥料の三つを融合した土づくり**によって、**病気にならない超元氣な作物と人間の健康づくり**につながっています。こういった生の体験から土壌と動物、土壌と作物、土壌と人間に共通する部分から土壌と作物と人間の健康を関連づけた実験を繰り返し、段々と確信に至っていきました」

外薗「菊地さんの話から、〝人間の体の構造と土壌の構造は、一体である〟ということを学びました。では、健康な腸内環境をつくるために、実際にどんな原料を土壌づくりに活用しているのでしょうか？」

菊地「まず、**人間の体を構成する約七十種類以上のミネラルをいかに充足させるか**が鍵になります。そのために、発酵堆肥、ミネラル剤、有機肥料がベースになります。人間が元氣に生きるために必要な条件は、七大栄養素をバランスよく摂取することです。私の田んぼ、畑づくりも全く同じです。具体的には、米糠、菜種粕、魚粉、骨粉、海藻、昆布、カニ殻等のミネラル剤に、カリウム、亜鉛、カルシウム、リン、マグネシウム等が含まれた（発酵）有機肥料を活用しています」

外薗「そこまで土づくりにお金と時間を使う、理由は何でしょうか？」

菊地「栄養満点の土壌環境をつくることで、結果、病気や害虫がつかなくなり、収量が上がり、美味しくなります。何より人間と同じで、元の力を強化することで、外部環境の変化に耐えうる力が育まれていきます」

外薗「菊地さんが次世代につなぎたい有機農業とは何でしょうか？」

菊地「私は有機農業とは、〝**土壌環境＝腸内環境＝健康で元氣な体づくり**〟だと思っています。有機農家こそ、正しい栄養学の知識を身につけ、農薬・化学肥料を極力使わない、健康で元氣な土壌づくりや栽培方法の研究と実践に励んでもらいたいです。そのためには、まず健康とはなにか、病気とはなにか、人間とはなにか、ということをベースにおいて取り組んで欲しいと思います」

外薗「健康問題を解決する鍵は、有機農業こそが握っているということですね。私も健康問題に加え、現代の教育問題を解決する鍵も、菊地さんが志す有機農業の考え方や有機農業体験（つくる・食べる）の中にあると確信できました」

菊地「外薗さんの二年半の協力のおかげで、私が長年、伝えたかったことを形にすることができました。言うことと実際にやるということは全く違います。このタイミングで外薗さんが高畠町に来て、町有機農業を再興するきっかけを私たちに与えてくれたことに、心から感謝したいと思います」

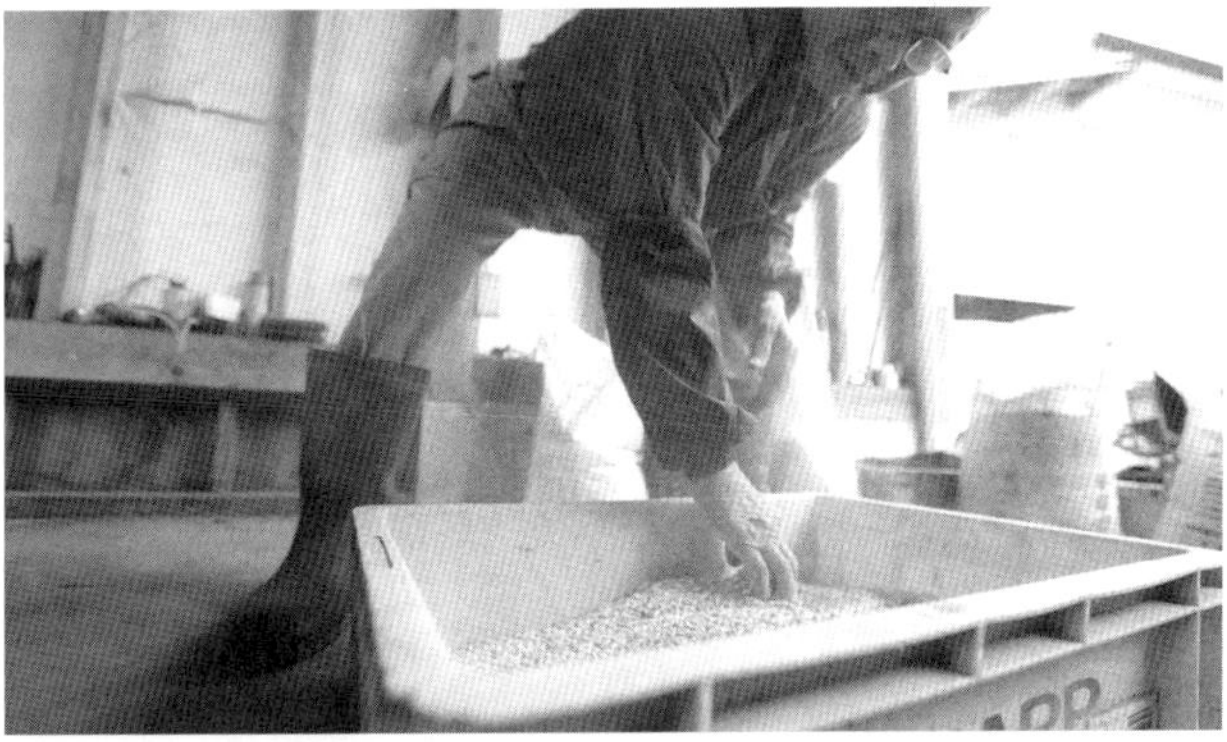

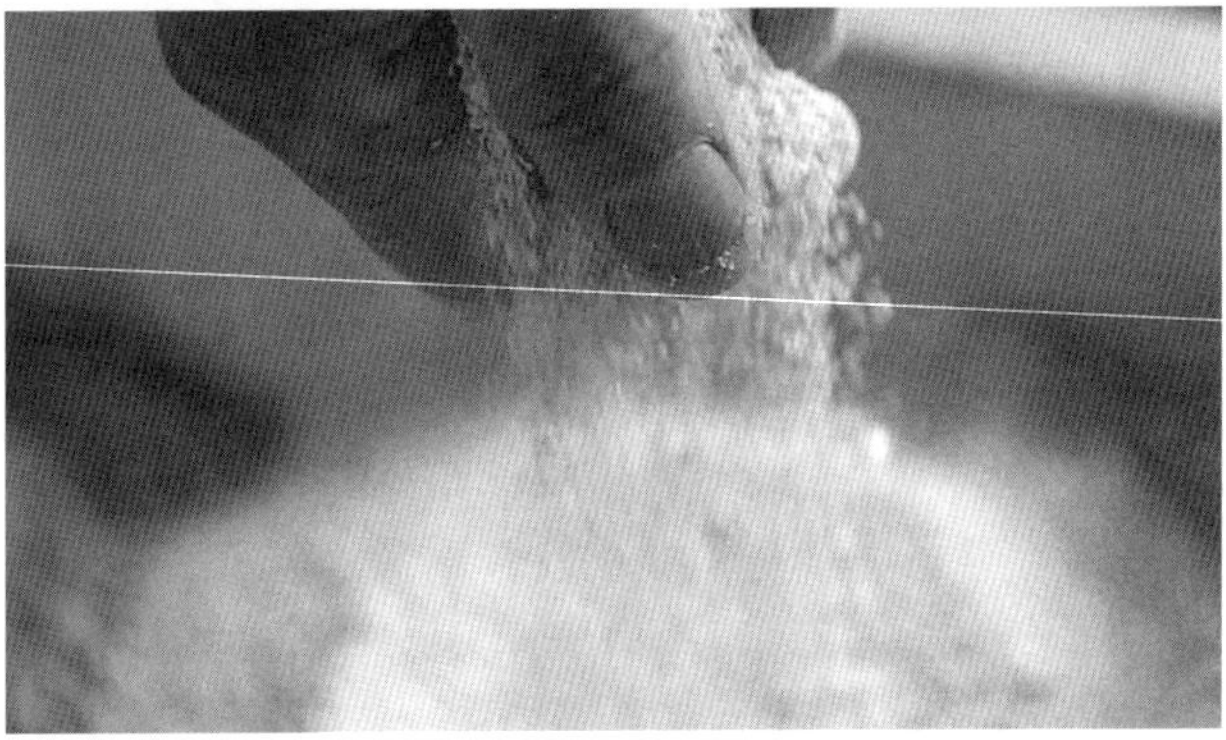

プロモーション動画：Takahata Organic Lab

対話インタビュー　小関　勲　氏

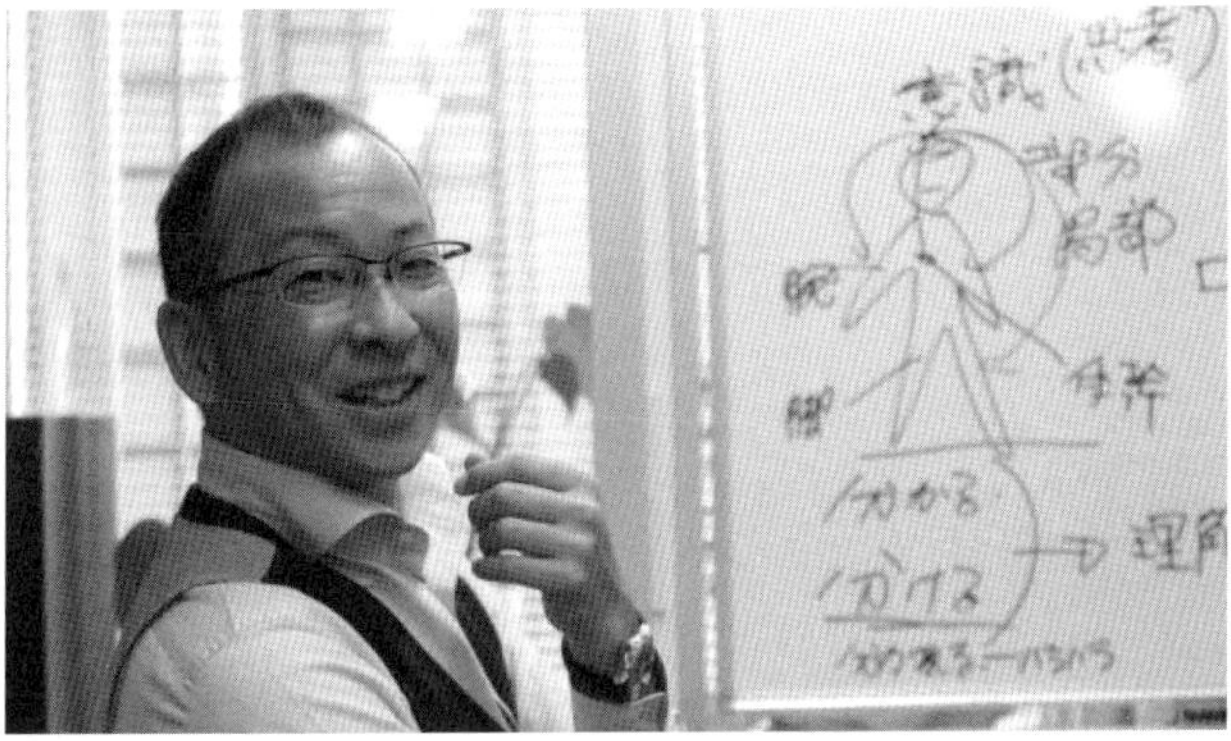

小関勲（こせきいさお）1973年生まれ

バランストレーナー、ヒモトレ発案者。1999年から始めた〝ボディバランスボード〟の制作・販売をきっかけに多くのオリンピック選手、プロスポーツ選手に接する中で、ボディバランスの重要性に気づき指導を開始。その独自の指導は、多くのトップアスリートたちから厚い信頼を得ている。現在は日本全国で指導、講演、講習会活動を行っている。平成12年～15年オリンピック強化委員、平成22年～25年オリンピック強化委員、日本体育協会認定コーチ。東海大学医学部客員研究員。有限会社まるみつ代表。書籍に、『ヒモトレ革命』、『DVD付きヒモトレ入門』など多数。

外薗「私も姿勢を整えるために日常で、小関さんが発案した（※脚注）ヒモトレを愛用していますが、ストレッチやマッサージとの違いはどんなところにあるのでしょうか？」

小関「まず、そもそもの目的と発想源となる〝前提〟からお話しします。通常トレーニングというのは、〝ない〟ことを前提にして構成されています。例えば、筋肉が少ない・力がないという（無意識であっても）前提から入れば、足す、増やす、強化するなど、自動的にそれを埋め合わせする行為が生じます。私が選手の指導やワークショップ、講演でお伝えしているのは、元々あるという〝前提〟によって見えてくる身体性や能力を知って貰うことです」

外薗「なるほど。後天的に身につける能力ではなく、生まれた時から、先天的に備わっている能力を引き出す手助けをしてくれるということですね？」

小関「はい。**先天的なものを大切にできると、力強さだけではなく、疲れにくい、怪我をしにくい身体が現れてきます。**それを引き出すためには、**まず整えるということが大切となります。**一般的なトレーニングと決定的に異なるのは、回数、強度を設定する必要がないところ。なぜなら、元々あるものは、観察や注目することでしか知ることができないからです。極端な例ですが、心臓が動いているかどうかは、静かにその鼓動を感じることや、手を当ててみることで知ることができます。まさに必要なことは**観察と注目**です」

外薗「まさに、今の学校体育、競技スポーツだけではなく、ビジネスや受験、家事などの様々なシーンで必要になる能力を、ヒモトレを活用することで、年齢や運動能力に関係なく、誰でも簡単に開発することができるのですね」

小関「私が本来の身体に可能性を感じているのは、運動選手が行うトレーニングのように強い強度で鍛えたり、無理に力んだりすることなく、一人ひとりがもつ能力を、その人のペースで引き出せることです。先天的に備わっているものを壊してしまうようなアプローチをすると本来持っている〝個性や特徴〟が失われやすくなります。食べ物も同じですよね。良い素材であっても、調理の仕方によって、その栄養が失われたり、味付けが濃くなったりすれば、本来の素材の味が失われてしまうようなものです」

外薗「それは面白い考え方ですね。この本で紹介している超元氣食にも通じますが、元々備わっている個の力を最大化できるということでしょうか？」

小関「はい。よく仕事の関係で様々な競技のプロスポーツ選手を見ることが多いのですが、**共通するのは前提となる身体のバランスが非常に良い**ということが挙げられます。ただ筋力が強いのではなく、一般人よりも〝身体全身のバランスが優れていると感じます。筋力の強さは、筋肉単独のものではなく、姿勢や骨格のバランスによって、自然に発揮されるようになっています。一つ例を出しましょう。世界トップスプリンターの大腰筋が他の選手よりも異常に発達していると言われています。だからといって、誰もが大腰筋を太くすれば彼らのように足が速くなる訳ではありません。そもそも普段からその走り方、カラダの使い方をしていないのに、部分的にそこだけ真似ても、残念ながら、そうはなりません。もう少し運動の全容を捉える必要があるのです」

外薗「なるほど。局所的、部分的、限定的ではない体の捉え方、使い方が重要という意味ですね。他にも何か大切なことはありますか？」

小関「〝**自分の身体を科学する**〟という視点です。それは数値やデータの評価ということではなく、前述したように、観察や注目することで養われます。今までの前提や思い込みを外してみないと、新しいことに気づくことはできません。本当に科学するということは、培われた知恵も大切ですが、まずはニュートラルになるところから始まるのですね。すると、必要なエッセンスだけ抽出され、それが主体的なカラダの基準となります。もっと身近な言葉で言うと、**自分の体にとっての〝良い塩梅〟**が分かってくる。それがないと、外からの情報や人から言われたことに惑わされ、逆に全身のバランスを乱すことにつながっていきます」

外薗「小関さんと話をしていると、私のアフリカ時代を思い出します。頭中心の近代生活とは対極の生活環境で暮らしていたため、本来備わっていた動物的な感性、本能が蘇ったような感覚がありました」

小関「私達は、四六時中なにかしらの情報、時間に制限されていることで、〝今ここ（感性）〟に意識を向けにくくなっています。**まずは、感性があり、その後に思考や理論が構築さ**

れるという順番が本来ですが、私達はここがあべこべとなりやすいのかも知れません」

外薗「本当に同感です。それでは最後に、これまでの指導で姿勢によって大きく変わった事例を紹介していただけますか？」

小関「基本的に元々あるものを整えるだけなので、一瞬で身体が変化し習得できることは、非常に興味深いところです。また、それによって、強くなったり、速く動けるようになったり、痛みがなくなったり、動けるようになったり、心理面でも、恐怖や不安がなくなったりと、ほんの少しの良い塩梅が、こんなにも大きな変化を生むことには、皆さん本当に驚かれます」

外薗「面白い変容ですね！　これをきっかけに研究をともに深めていければ幸いです」

小関「外薗さんの取り組みも、山形県や高畠町の本来持っているポテンシャルを引き出してくれていると思います。私も地元民として、ご活動応援していますし、心から感謝しております」

脚注

※ヒモトレとは、一本の紐を使って身体のバランスを整える方法。現在は、オリンピック選手からプロアスリート、学校、養護、福祉、医療の分野でもジャンルを問わず広く活用されている。

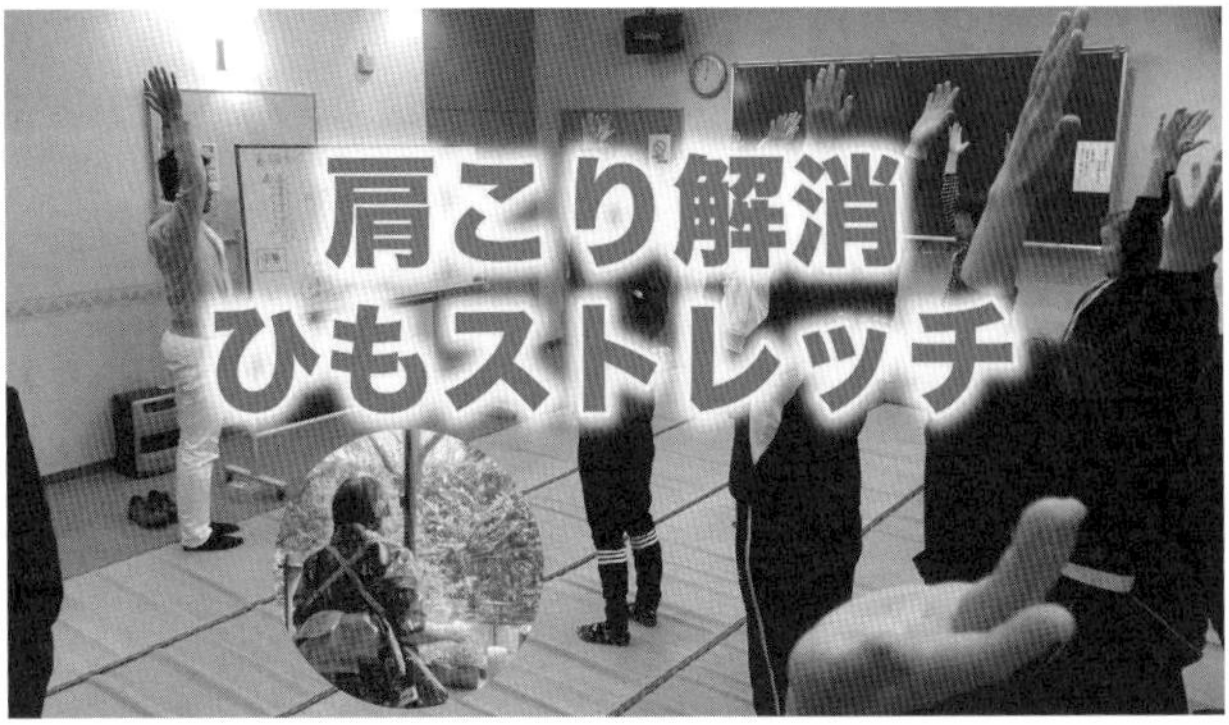

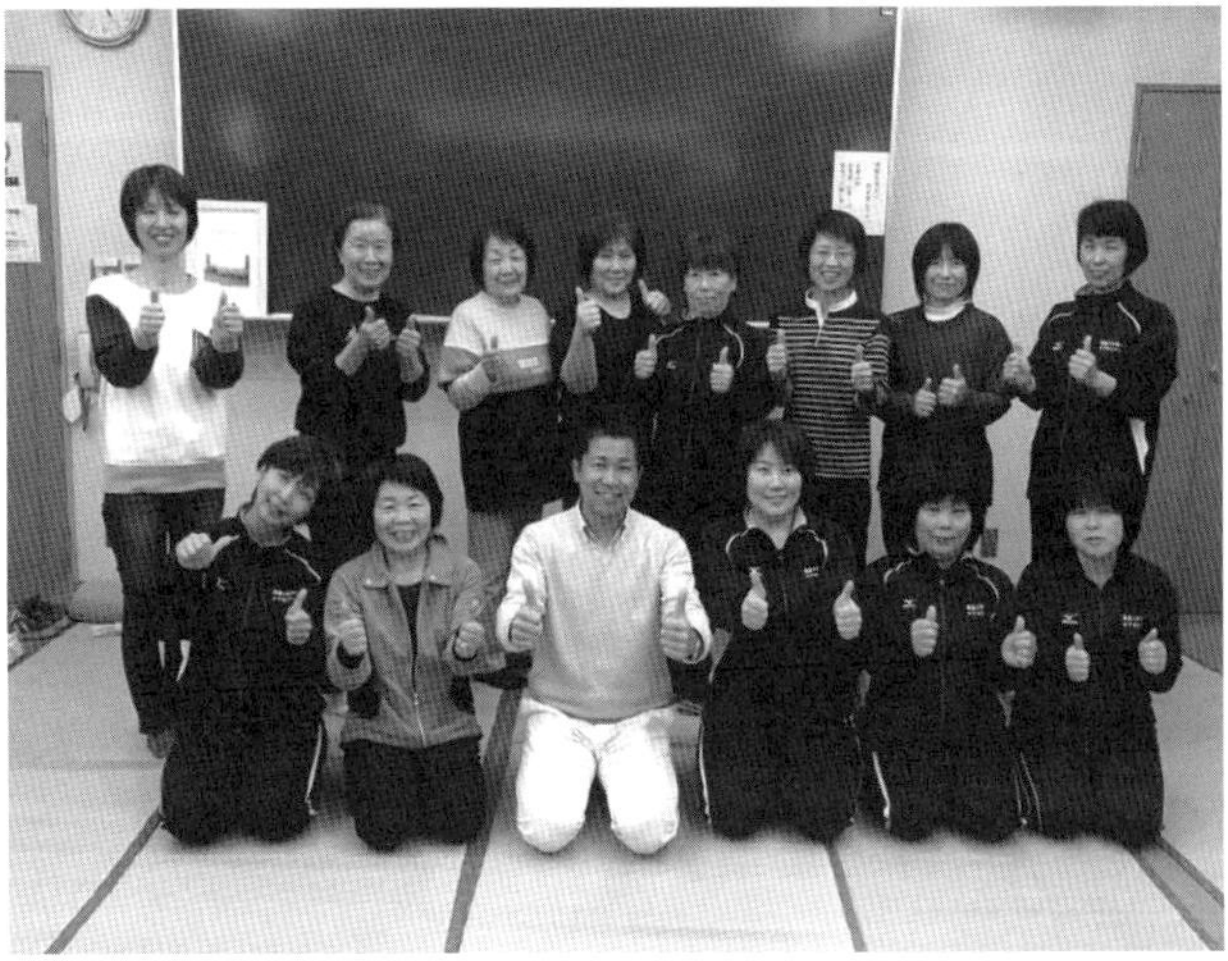

写真：平成 31 年度高畠町社会福祉協議会研修
町内の介護ヘルパーさんたちの
肩こり、腰痛、頭痛、体の痛みを解消する方法を伝授

研修内容（2 時間 / 回×全 3 回）

研修内容

1、自分の体のクセ、歪みを認識する、整える

　1）歪みから起こる症状、正しい姿勢

　2）調律法、具体的な手順と注意点

2、認識した歪みをゆるめ、中心軸をつくる

　3）ヒモトレ、実践発表、課題共有

3、身体のコアができ、心身の安定が生まれる

　4）まとめ、多様なシーンでの活用方法

After（研修後の声）

・何十年ぶりに長座ができるようになった！

・何十年ぶりに両腕が痛みなく上げられるようになった！

・椎間板ヘルニアが気にならないほど解消した！

・矯正ベルトなしには動けなかったのが必要なくなった！

・薬飲んで血圧が平均 140 ～ 150 だったのが 120 へ安定した！

・お通じが良くなった！

・肩、膝、肘、両腕、背中のコリ、痛みがなくなった！

・肩甲骨の位置が認識できるようになった！

・ホルモン分泌が良くなって美肌になった感じがする！

・両脚の左右バランスが整った！

・長い息、深い息ができるようになって気持ちが安定！

第四章　日本人が一番健康だった暮らし

地域活力創生プロデューサーという仕事

二〇一七年十月、日本の健康問題、教育問題を解決するモデルをつくるために東京から移住し、山形県高畠町での生活が始まりました。かつて有機農業で注目された町の第一印象は、「ここは、いのちが共生している場所だ」というものでした。奥羽山系から流れ出る清流で育つ作物群、美しい里山と田園風景、四季折々の食材が安く、簡単に手に入る生活環境に感激しました。私が就任したプロデューサー事業は、全国でも前例がなく、町内初の試みでした。地域課題を解決するために産学官に横串を指す企画を一から考え、地域キーマンを巻き込み、実行支援していくものでした。地域プロデュースにあたって常に意識したのは、「**私の強みと町の強みがマッチングする事業を創出し、地域の課題をダイナミックに解決する**」ということでした。

まず初年度は、肌感覚で現場を知るため、町づくりの核となる協議会、団体、企業、学校、庁舎内を奔走し、町の産業構造、人間関係を把握していきました。地方は、コミュニティの力が強いため、「誰に言うか？」でおおよその結果が決まると言っても過言ではありません。事業者間、業界間、世代間、地区間で様々な掟・決まり事のような風習が色濃く残っています。そこを充分に理解した上で、二年目から、時代の潮流に合致し、地域独自の強みを引き出せる事業テーマとして「**有機農業と健康**」を掲げ、一点突破で成功事例をつくることに専念しました。地域に活力を創出するには、「一、人間関係　二、健康　三、お金」の有機的な繋がりをいかに創出できるかが鍵となります。常に問われたのは、事業目的を実現する問題設定力、問題解決力、価値あるマッチング力。

町内には、力のあるプレイヤーは沢山いましたが、プロデューサーが不在でした。なぜ今、限られた地域資源を最大化していくことが求められる時代なのでしょうか？

二〇四〇年問題が加速する地方自治

都道府県別に消滅可能性都市率を地図化と一覧

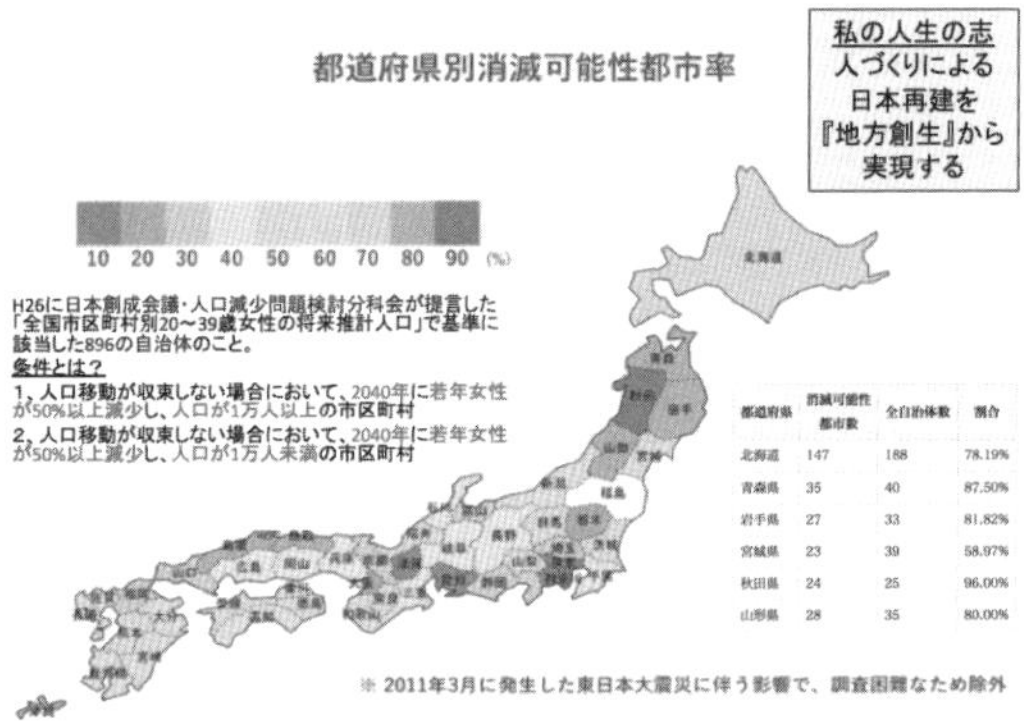

二〇四〇年問題で叫ばれている消滅可能性都市とは、平成二六年に日本創成会議・人口減少問題検討分科会が提言した「全国市区町村別二〇～三九歳女性の将来推計人口」で基準に該当した八九六の自治体のことを指します。コミュニティ存続の危機にあるのは、近代化に染まっていない、美しい自然資源が残る東北地方や田舎に集中しているのがわかります。労働生産性が減少する中で、活力をもたらすには、人的資源の繋がり強化、健康の促進、適切な規模の経済活動が必須条件になってきます。

地図を参照すると、人口減少と高齢化から国が推計する**消滅可能性都市は、地方に集中している**ことがわかります。しかし、これはこれまでの近代化における発展軸、経済（生産性）軸を前提に考えた結果だと私は捉えています。実際に町の現場に入り、山形県で生活をして気づいたことは、『**健康軸、人間関係軸**』から地方を見ると、人間性回復という視点において、非常に可能性のある環境に恵まれているということです。

映画「おしん」の舞台である山形県は、日本一、四世帯暮らしが多い地域でもあり、一昔前の日本のように祖父母や近所の高齢者が子どもの面倒をみてくれます。子どもが子どもらしくいられるのは、精神的に安心できる環境が整っているからでしょう。

他にも、四季折々の美しい田園風景、新鮮な野菜、食材が安く手に入る、家庭や地域を彩る年中行事、先祖と繋がる神棚、農的な暮らしも魅力的な要素です。

これからは、このような他には真似できない地域に根付いている多様な文化、個性をグローカルな視野から磨き上げ、新たな価値観や形を世代や地区、国境を超えて、各地域キーマンたちが志を持ち、新たな理想を共に創っていく時代だと思います。

社会に活力をもたらす土台は、健康から始まる

『私たちのからだは、食べたもの、飲んだものでできている』

これは当たり前のことですが、グローバル経済が活発化する現代において、当たり前の環境ではなくなりつつあります。ここ数年、大手スーパーでは、外国産の食品や原材料が目立つようになりました。メディアやネットでは、種子法の改正、貿易の自由化、関税の緩和などが報道され、国が国民の安全を守る時代は終焉を迎えています。

近年、世界的な問題になっている新型コロナウイルスがまさにそれを象徴する出来事となりました。突然、国境が封鎖され、経済活動や人との交流がストップし、多くの人々が在宅勤務を強いられました。そのような状況になった時、自分が求めるライフラインを国や自治体に求めるのは、あまりにも時間がかかり、物理的に限界があります。

「では、誰があなたや子どもたちの健康や生活を守るのでしょうか？」

冒頭からお伝えしてきましたが、あなた自身が健康を管理するしかありません。

特に、人間が生きるために欠かせない、水と食糧の調達を可能にするには、自分で食べ物を生産するか、既存の流通に頼るしかありません。ロシアのダーチャのように週末に作物を育てる文化が根付いていない現代日本社会では、今のままの都会一極集中型のライフスタイルを継続することは、有事の状況において命取りとなります。

今回のコロナ問題を機に、私たちは何に気づかないといけないのでしょうか。

これまでの生き方、働き方、暮らし方、幸せな生き方とは何かを見直し、官民一体となって、全体最適を可能にする持続可能な形（SDGs的な考え方）を創造するタイミングだと私は感じています。とりわけ、地球資源と表裏一体である私たちの命を支える一次産業の「生産―流通―販売」の再構築と新たなエコシステムの実現が急務課題です。

さらに、長期に亘って健康を維持するためには、社会変革と同時に主原料は、誰が、どんな栽培方法で作っているのか、市場に出回るまでの工程はどうなっているのか、食材を選ぶ力も必要になってきます。巻末に、目利き力を育んでくれる「オススメ書籍」を掲載させていただきましたので、参考にしてみてください。

死亡数・死亡率総数

総　数 (3-1)

年齢	第1位 死因	第1位 死亡数(人)	第1位 死亡率	第2位 死因	第2位 死亡数(人)	第2位 死亡率	第3位 死因	第3位 死亡数(人)	第3位 死亡率
総数[2]	悪性新生物〈腫瘍〉	373 547	300.7	心疾患	208 210	167.6	老衰	109 606	88.2
0歳[3]	先天奇形等	617	67.2	呼吸障害等	263	28.6	不慮の事故	65	7.1
1～4	先天奇形等	151	3.9	不慮の事故	81	2.1	悪性新生物〈腫瘍〉	73	1.9
5～9	悪性新生物〈腫瘍〉	81	1.6	不慮の事故	75	1.5	先天奇形等	38	0.7
10～14	悪性新生物〈腫瘍〉	114	2.1	自殺	99	1.9	不慮の事故	64	1.2
15～19	自殺	503	8.7	不慮の事故	240	4.1	悪性新生物〈腫瘍〉	110	1.9
20～24	自殺	1 045	17.5	不慮の事故	314	5.3	悪性新生物〈腫瘍〉	160	2.7
25～29	自殺	1 059	18.0	不慮の事故	257	4.4	悪性新生物〈腫瘍〉	240	4.1
30～34	自殺	1 236	18.5	悪性新生物〈腫瘍〉	533	8.0	不慮の事故	303	4.5
35～39	自殺	1 286	17.2	悪性新生物〈腫瘍〉	1 086	14.5	心疾患	420	5.6
40～44	悪性新生物〈腫瘍〉	2 516	28.2	自殺	1 573	17.6	心疾患	907	10.2
45～49	悪性新生物〈腫瘍〉	4 697	49.4	自殺	1 815	19.1	心疾患	1 717	18.1
50～54	悪性新生物〈腫瘍〉	7 383	89.7	心疾患	2 429	29.5	自殺	1 853	22.5
55～59	悪性新生物〈腫瘍〉	11 690	154.7	心疾患	3 344	44.3	脳血管疾患	2 007	26.6
60～64	悪性新生物〈腫瘍〉	20 142	267.8	心疾患	5 327	70.8	脳血管疾患	2 956	39.3
65～69	悪性新生物〈腫瘍〉	40 882	438.9	心疾患	10 599	113.8	脳血管疾患	5 712	61.3
70～74	悪性新生物〈腫瘍〉	51 178	624.5	心疾患	14 074	171.7	脳血管疾患	8 174	99.7
75～79	悪性新生物〈腫瘍〉	60 081	870.2	心疾患	21 029	304.6	脳血管疾患	12 126	175.6
80～84	悪性新生物〈腫瘍〉	66 847	1 254.1	心疾患	33 193	622.7	脳血管疾患	18 973	356.0
85～89	悪性新生物〈腫瘍〉	60 440	1 724.1	心疾患	45 591	1 300.6	肺炎	24 523	699.6
90～94	心疾患	43 344	2 593.9	老衰	36 198	2 166.2	悪性新生物〈腫瘍〉	34 175	2 045.2
95～99	老衰	27 027	6 156.5	心疾患	20 793	4 736.4	肺炎	10 640	2 423.7
100歳以上	老衰	11 125	16 123.2	心疾患	4 841	7 015.9	肺炎	2 474	3 585.5

注：1)〔1〕乳児（0歳）の死因については乳児死因順位に用いる分類項目を使用している。
〔2〕死因名は次のように略称で表記している。
心疾患←心疾患（高血圧性を除く）
先天奇形等←先天奇形，変形及び染色体異常
呼吸障害等←周産期に特異的な呼吸障害及び心血管障害
妊娠期間等に関連する障害←妊娠期間及び胎児発育に関連する障害
2）総数には年齢不詳を含む。
3）0歳の死亡率は出生10万に対する率である。

引用元：厚生労働省「平成30年（2018）人口動態統計月報年計（概数）の概況、死亡数・死亡率・性年齢・死因順位別」
10～39歳の死因第1位は自殺。40歳以上はがんであることが明らかになっている。

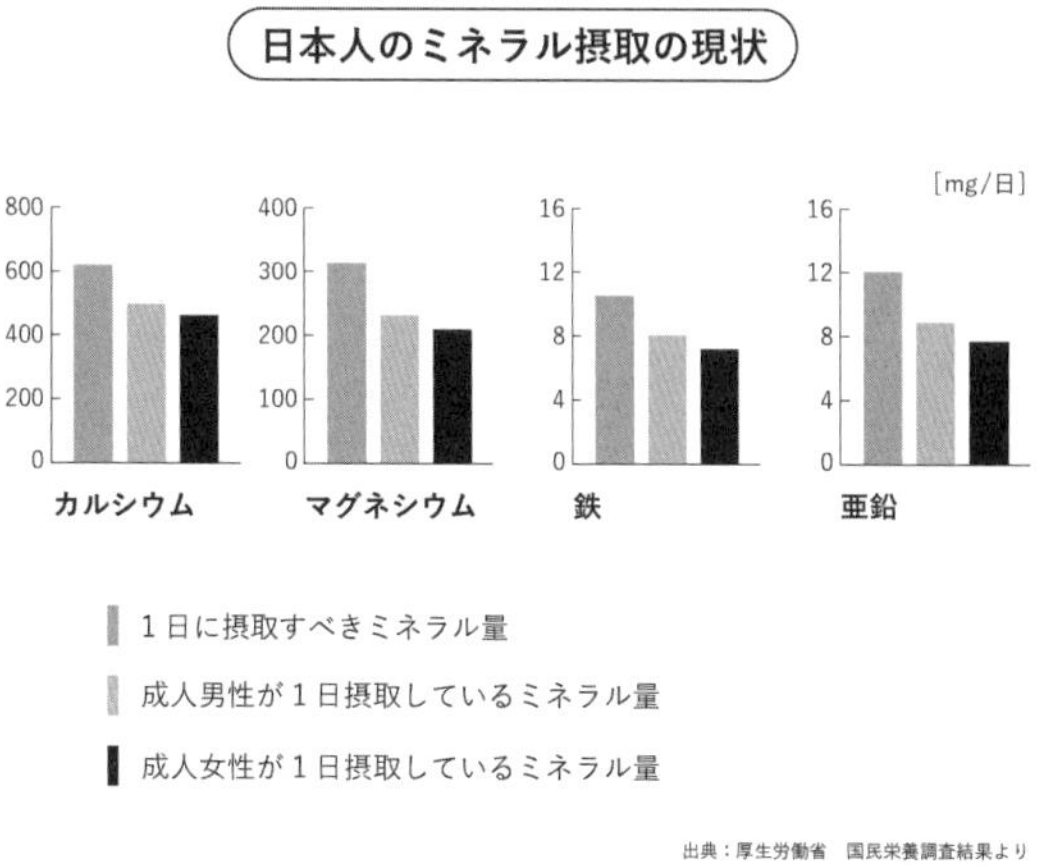
日本人のミネラル摂取の現状
[mg/日]
800
600
400
200
0
400
300
200
100
0
16
12
8
4
0
16
12
8
4
0
カルシウム
マグネシウム
鉄
亜鉛
1日に摂取すべきミネラル量
成人男性が1日摂取しているミネラル量
成人女性が1日摂取しているミネラル量
出典：厚生労働省　国民栄養調査結果より

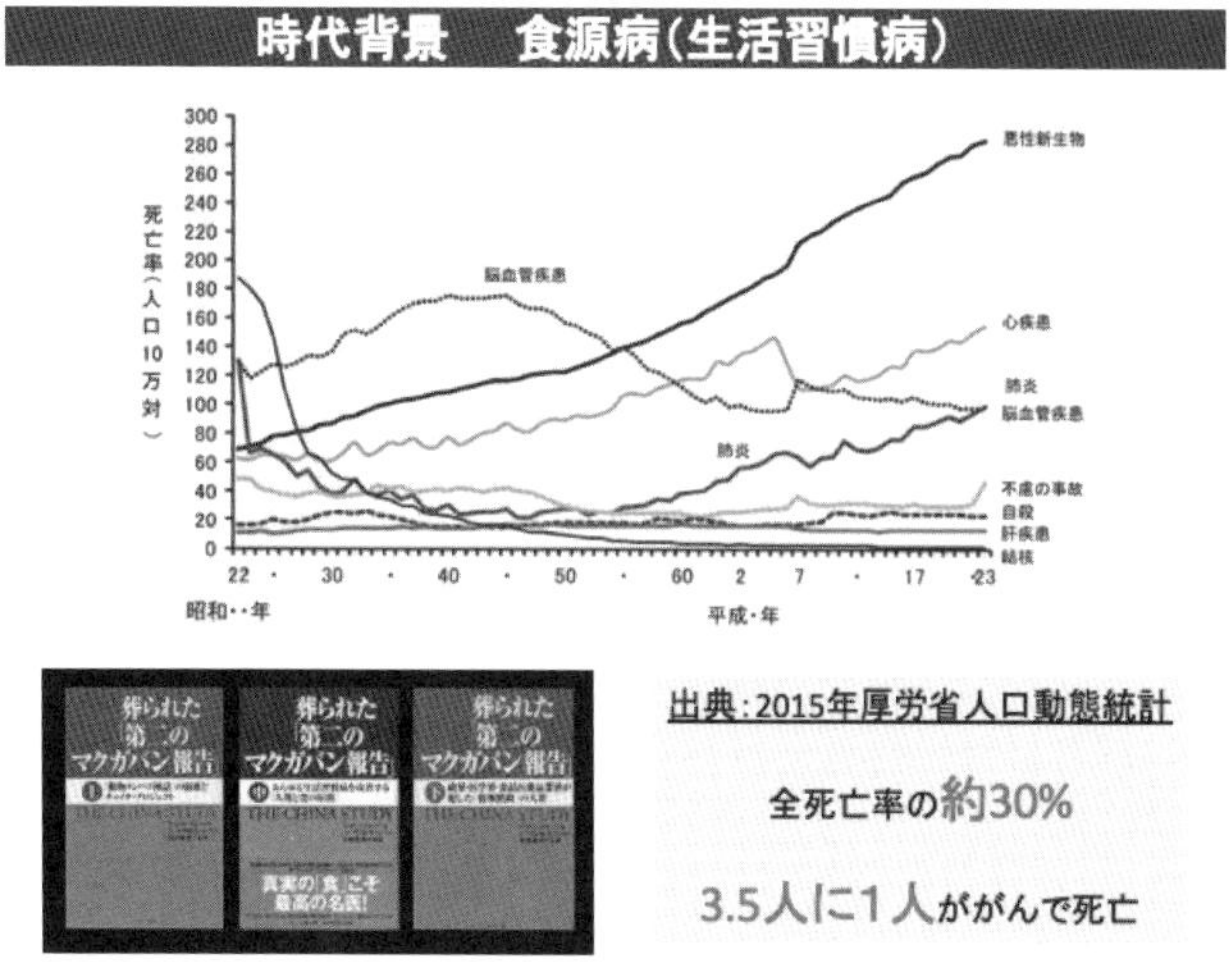
時代背景　食源病(生活習慣病)
死亡率(人口10万対)
300
280
260
240
220
200
180
160
140
120
100
80
60
40
20
0
22 · 30 · 40 · 50 · 60 2 7 · 17 ·23
昭和··年
平成·年
悪性新生物
脳血管疾患
心疾患
肺炎
脳血管疾患
肺炎
不慮の事故
自殺
肝疾患
結核
葬られた「第二のマクガバン報告」
葬られた「第二のマクガバン報告」
葬られた「第二のマクガバン報告」
THE CHINA STUDY
真実の「食」こそ最高の名医!
出典:2015年厚労省人口動態統計
全死亡率の約30%
3.5人に1人ががんで死亡

私が注目した山形県高畠町の魅力

「町の統計や数値には現れていない価値、日本全国の人々の共通した悩みが解決できる高畠町にしかない尖った資源は何か?」山形県は、全国でも五本の指に入る有機農業が盛んな地域です。なかでも、約四十年以上、有機農業者数、耕作面積においてトップランナーを走り続けているのが高畠町でした。なぜ、この地域に根付いていったのか、どんな歴史があったのかを徹底的に調べていきました。

一九七三年に日本有機農業研究会の一楽照雄会長が町を訪れたのがきっかけで、当時、農薬・化学肥料・農機具を中心とする近代農業に疑問を抱いた約四〇名の若者たちが、もう一つの農業の形を目指して立ち上がりました。

今では、国連も「小さな農業」「家族農業」を推奨するようになりましたが、戦後間もなかったこの時代は、米国型の大規模農業、大量生産を進める農家が政府から優遇されていたのです。私は、なぜ彼らがもう一つの道を選択できたのか興味が湧き、先駆者達に会って、根掘り葉掘り話を聞きに行きました。

「外薗さん、あの頃の私たちは周囲から白い目で見られていました。しかし、農薬の空中散布によって、地域の環境が悪化し、生物が死滅していくのを見ていられませんでした。やがて生物や自然環境だけでなく、人体の健康にも影響していることがわかりました。何とかして、私たちが育った美しい故郷を自分たちの手で守りたかったのです。その手段と理想の追求が有機農業という一つの形になっていったのです。」大変貴重にも、当時のリーダーである星寛治氏（八十三）に直接話を伺うことができました。

もう一人は、健康教育と農業に生涯をかけてきた菊地良一氏（八十二）でした。

「外薗さん、有機農業の本質は、豊かな土壌環境づくりと腸内環境づくりです。これからの有機農業は、日本社会が抱える健康問題を解決できる人材をいかに育てていくかに命運がかかっている。それを実現するために力になってほしい」。二人の先駆者と運命的なタイミングで出会い、私がやるべきことが明確になっていきました。

食農と健康のまちづくりをデザイン

二〇一八年十二月、就任から約一年が経った頃、地域資源をプロの目で磨き上げる大きなチャンスを手に入れることができました。中企庁が主催する「ふるさとプロデューサー育成支援事業（委託先：ジェイアール東日本企画）に参加し、同じ志を持つ全国の起業家十名の代表として、地域研修を誘致企画することができたのです。テーマは「食農と健康のまちづくり」を設定。産学官の地元キーマンと協働し、商品企画、観光開発、販路開拓の三チームに分かれ、戦略立案、プレゼンテーション資料作成と発表、最後は、地区全体をまるごと活用するビジョンマップ制作にまで発表していきました。

一泊二日の合宿プログラムを経て、私だけでなく、役場職員、農商工業者からも「このテーマでいける！」という機運が生まれていきました。この研修をヒントに、学校や学習塾向けの教育体験プログラム、一般向けの地域観光体験プログラムを開発。地域の新たなブランド構築を目指し、様々な企画をプロデュースしていきました。

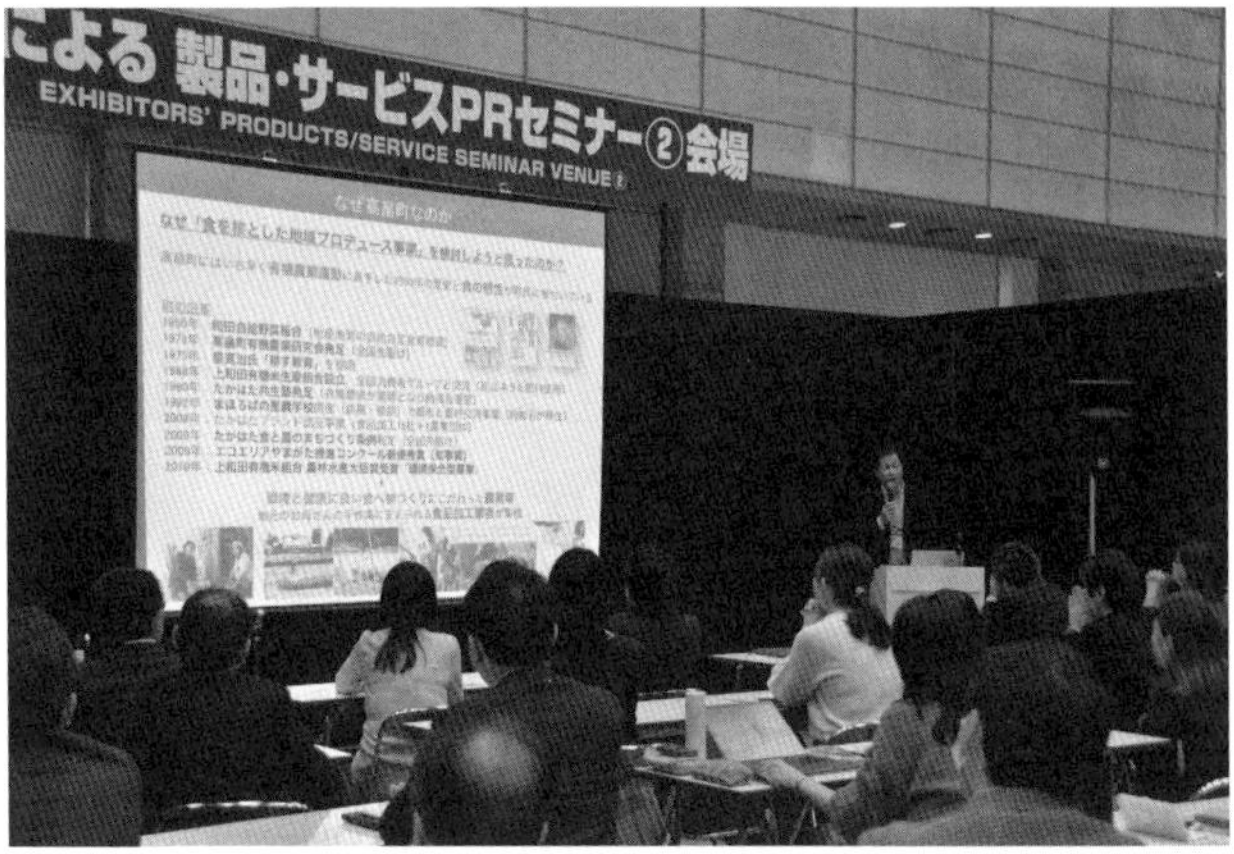

コンセプトシート　**キャッチフレーズ ： 日本人が一番健康だった暮らし**

1. マーケット＆ターゲット（どこの、誰？） 1)都会在住メンタル不全の高校生、社会人 2)アスリート強化合宿（高校生、オリンピック選手） 3)健康を意識する50代以上のシニア世代 （大人の休日倶楽部・趣味の会） 4)子育て中の30～40代主婦層 5)健康経営に力を入れる企業	**4. 商品の特徴（素材、技術、文化等）** 「有機農法と農産物を核とした健康プログラム」 ・食によって体が元氣、人的交流によって心も元氣 ・滞在型の高ミネラル・抗酸化食 ・ツアー型のオーダーメイド企画 食養と食農の体験、観光、研修セミナー、滞在型合宿
2. 地域の紹介、産地の特徴 ・日本の有機農業（50年）発祥の町 ・2010年農林水産大臣賞受賞「環境保全型農業」 ・地域一体となった「食と農のまちづくり条例」 ・手作業にこだわる食品加工会社が多数集積 ・特に、有機米、発酵食品（日本酒、ワイン、漬物、納豆） ・特産物は、米と果樹（ぶどう・ラフランス・りんご） ・美しい景観（田園風景、奥羽三景）	**5. 消費者の利用シーンの提案、販路** ・知る：たかはた元氣食（高ミネラル食）セミナー＆イベント ・食べる：たかはた元氣食（高ミネラル食） ・泊まる：町内宿泊施設＋高ミネラル食材 ・買う：農産物直売所、道の駅 ・その他：強化合宿、メンタル改善合宿（1週間～3週間） ：社員研修、健康米学校ツアー（JR東日本）
3. 地域の歴史とこだわり ・50年間にわたる有機栽培（米、野菜） ・高ミネラル肥料開発と有機農法技術 ・手作業にこだわる（熱量高い経営者と地元パートの母さん） ・少量多品目の食べ物づくり（熱量高い生産者） ＊食品加工会社が多数集積 たかはた果樹園、たかはたファーム、セゾンファクトリー、三奥屋 三和漬物食品、高畠納豆、日本製乳、米鶴酒造、後藤酒造店 後藤康太郎酒造店、高畠ワイナリー、ファイン、後藤屋、高畠食品工業	**6. ビジョン、将来展望（未来図）** 『日本の健康食といえばタカハタ！聖地へ』 ・ミネラルチャージができるまち ・日本のミネラル意識を高畠が変える ・高畠に日本、世界中から学びに来る ・高畠が日本の食の常識を変える 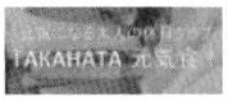

参考：中小機構 HP
（地域）ブランディング整理シート
https://www.smrj.go.jp/doc/tool/guidebook3newshiori190107.pdf

地域シンボル商品・サービスの開発へ

二年半を通して、社会問題の解決に直結する町の最大の資源だと感じたのは、有機農業運動四六年間の歴史と実践、地域一体型の食農教育（小中高）、昔ながらの日本の食卓でした。それらオンリーワンの地域資源を尖らせるために、私の強みでもある健康教育のノウハウを融合し、学校法人向け、学習塾向け、企業向け、一般人向けの「健康体験プログラム」をコンテンツ化し、新たな価値を域内外に発信していきました。

メインは、『高ミネラル栽培からできた超元氣食（アスリート食）』をベースとした『健康講座』と『食養農業体験・料理体験・食卓体験』を組み合わせた地域体験プログラムです。教育効果を倍増させるためには、そこにしかない空間や人間の力を活用することが欠かせません。都会では感じにくい澄み切った新鮮な空氣と水と食材、壮大な景観と大自然の癒し、そこに住む地元民の温厚な人柄、これらの付加価値がプログラムを通して体感できるように全体をデザインしていきました。

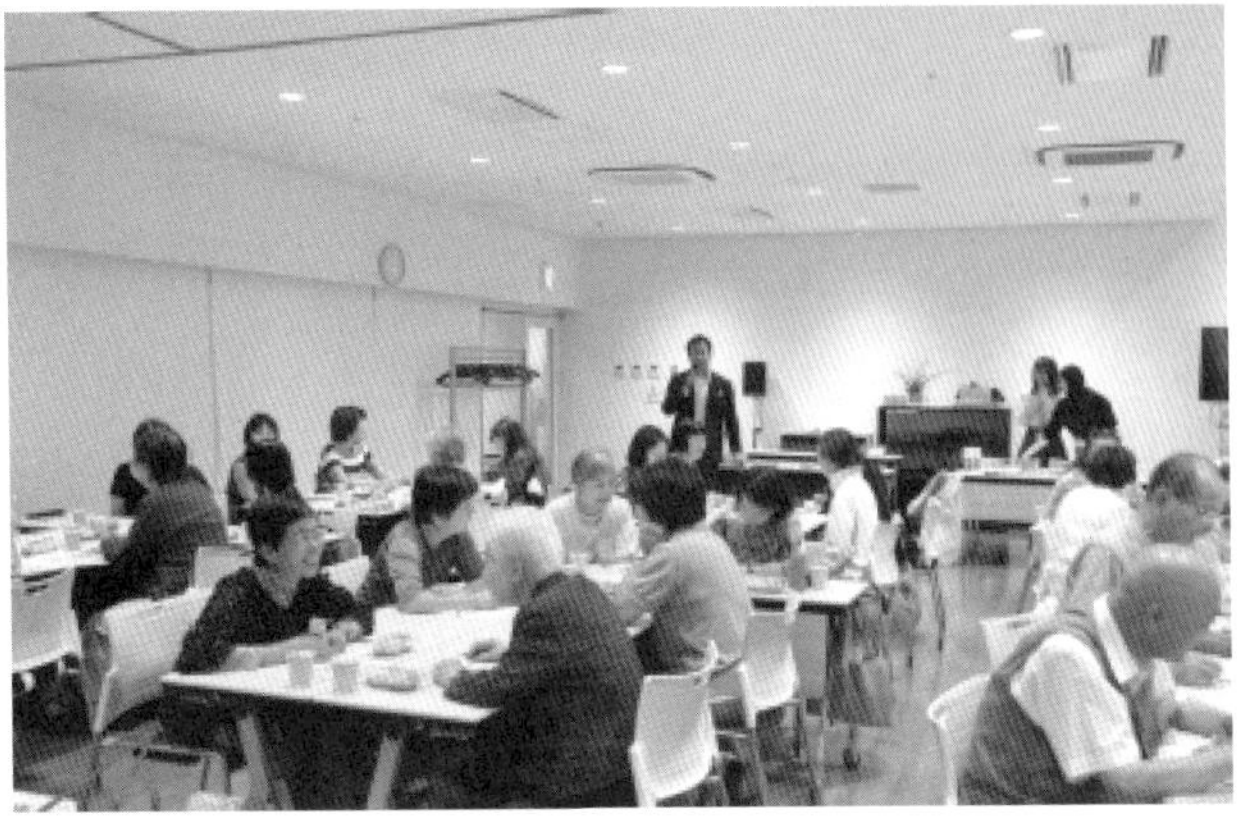

JR 東日本大人の休日倶楽部 趣味の会仙台

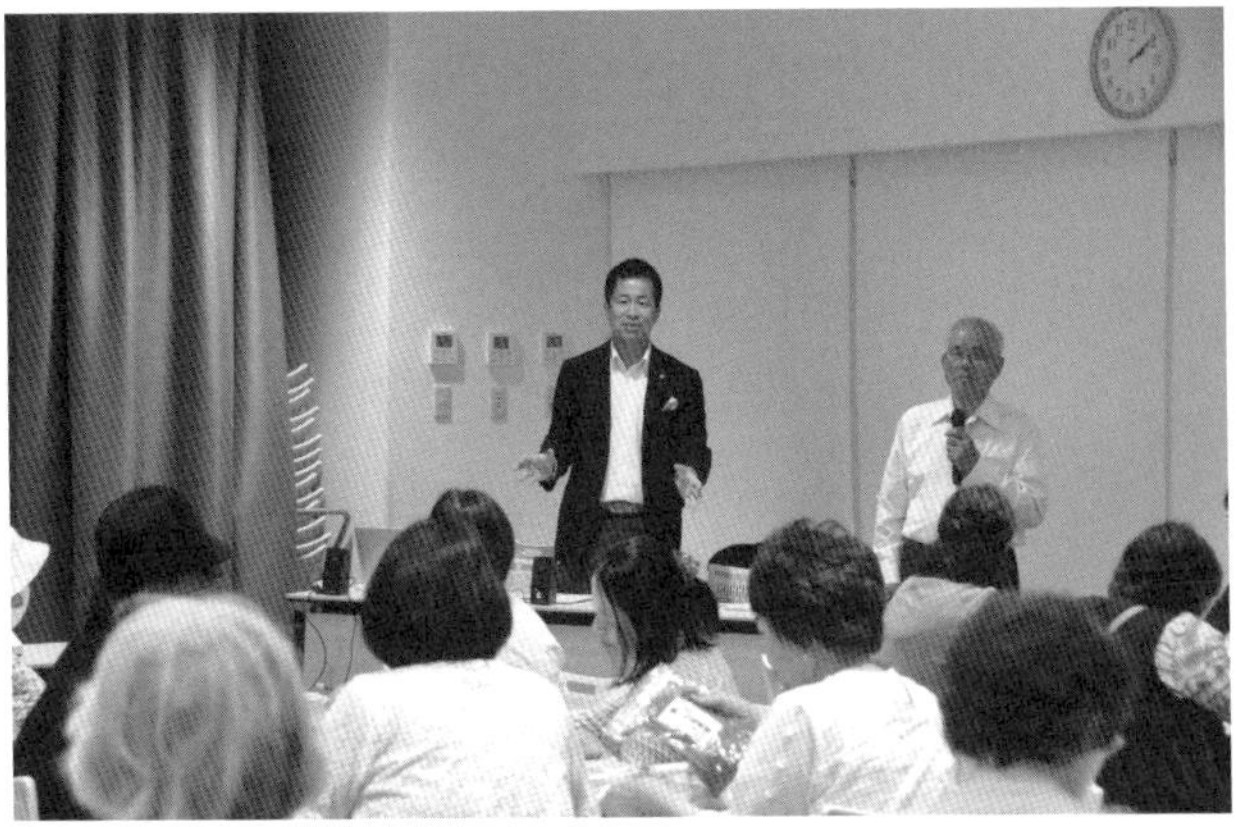

高ミネラル土壌から始まる健康米講座 入門編

健康米学校「玄米講座〜入門編〜」参加者の声

地域独自の強みを引き出す健康米学校「玄米講座〜入門編〜」は、午前の部、午後の部の二回開催し、四八名定員が六四名となる大反響でした。テーマは、「**健康な体は、豊かな腸内環境と土壌環境からつくられる**」。主な内容は、（一）なぜ現代の日本には、生活習慣病が蔓延しているのか（二）人間の体は何で構成されているのか（三）ミネラル豊富な土づくりの秘訣と食養農業（四）病気にならない食養生とは（五）これから私たちが日常生活で大切にすべきことについて、試食ありの体験型形式で実施しました。

試食には、菊地さんにご協力いただき、「高ミネラル有機米、玄米麹味噌を活用した玄米味噌スープ、漬物」の一汁一菜を用意。町の観光チームとも連携し、食の効果を五感で感じていただくことができました。参加者の年齢層は、四〇〜七〇代の女性が中心で、私たちが思った以上に健康で悩んでいる方が多いことを実感するとともに、どのように「健康な栽培基準と畑と食卓」を繋いでいくのか、新たな課題が明確になりました。

【参加した理由】

・玄米の七分づきを食べていないので玄米の事をくわしく知りたいと思った
・健康、食について興味があり参加しました（多数回答あり）
・リウマチになって食べ物に興味を持ちはじめました。その中で玄米食、有機野菜と色々知り、もっと知りたいと参加しました
・環境に捉われない、惑わされない日々の食生活を良い方へと継続していく意識を高める為。また、「健康より元氣になろう」のキャッチフレーズに魅かれて

【参加してみての感想】

・毒だしや栄養素のこと勉強になりました
・一年に数回白米。これから一七時間つけて三回水をかえて炊いてみます
・再度講座の内容をお聞きしたい。時間が足りない（多数回答あり）
・ミネラルの必要性、土についても知ることができ、とても満足です
・間違った食べ方をしていたので大変勉強になりました。楽しい講座でした

産学官連携「たかはたオーガニックラボ」を企画プロデュース

「この地には、万物のいのちが蘇る力がある」。これは、私が二年前に初めて高畠の地を踏んで空氣を吸った際に、内から湧き出てきた言葉です。特に根拠はありませんが、そう感じたのを今でも鮮明に覚えています。この二年半のプロデューサー活動を経て、その感覚とはなんだったのかを模索してきました。その一つの答えが、高畠町の有機農家たちが四六年間もの年月をかけて挑戦し続けてきた「**多様な微生物が宿る土壌づくり**」と「自然との共生を守り続けてきた町民気質、長年蓄積された風土」だったのです。

その土地柄の強みを引き出すために、「**食と健康**」をテーマとした様々な企画を提案し、事業者、学校、行政を戦略的に繋ぎ、目に見える形にしてきました。高畠町が官民一体となり実施してきた「食と農のまちづくり条例（遺伝子組み換え食品の禁止）」や「食農教育」に新たな付加価値として、「健康」を融合させることが最大の課題でした。この課題を解決するために、以下の戦略立案と事業推進を行いました。

五つの手順＋四つの視野

（一）有機農業と健康を中心に据えた総合企画と実行支援**【調査・分析・全体設計】**
（二）産学官連携のコンセプト設計と戦略の可視化**【キーマンと共通課題・目的設定】**
（三）町第六次総合計画策定への提言と文章化**【総合戦略＋総合計画、実施計画構築】**
（四）若手主体の実行組織づくりとリーダー発掘・育成**【リーダー人材発掘、育成】**
（五）地域ブランディング構築（マーク・動画・ＷＥＢ制作）**【デザイン・媒体構築】**

この五つを横串役として実行し、キーマンたちを巻き込み、共に協働してきました。
さらに、特徴のあるプロデュースを実現するために、四つの視野で行動し続けました。

一、地域の深層課題を数値と五感で設定し、可視化
二、海外、全国、東北地方、県の社会課題解決に繋がる町の強みを言語化
三、グローカルな視座・視野から全体像（ビジョンと戦略）を構想設計
四、産学官を巻き込み、次世代人材発掘と育成、実働チームを仕組み化

特に重要視したのは、何度も現場に足を運び、町の人々の思い、現状感じている課題

を徹底的に理解することでした。同時に、私のノウハウや強みを使い、町の課題を解決する構想と計画を何十回と可視化。世代、業種を超えてキーマンとなる方々へプレゼンテーションを実施し、修正をしながら一つの方向性を確立していきました。そして、地域資源が統合され誕生したのが、**産学官連携**「**たかはたオーガニックラボ**」になります。

組織の目的は、『**次世代に高畠有機で健康を伝えるきっかけをつくる**』です。あえてフェスタにしなかったのは、お祭りではなく、今の町課題の解決に必要な機能は、〝**ミドル層の若者たちが主体となれる場の創出**〟だと感じていたからです。

ラボには、研究所、実践場という意味があります。まさに、四六年の歴史を次世代につなぐ、高畠有機農業運動の歴史にふさわしい名前と志あるメンバーたちが集結したのです。これからは、健康と農業と食をテーマに、業界を超えた交流、研鑽の場が必要となってきます。新たな体制で、「たかラボ」が地域のプラットフォームとなり、その役目を担っていけるように、これからも遠方から見守っていきたいと思います。

たかはた
オーガニックラボ

シンボルマークコンセプト

有機農業を始めた第一世代から第三世代までが一丸となるこのプロジェクト。「第一世代からの知見を今に繋げ、高畠の田園風景を未来に残せるように」という思いが全体のイラストに込められている。中心に添えた太陽と真心、朝焼けの太陽をイメージしたオレンジのグラデーションカラーは、「高畠から日本の夜明けをつくる」ラボの志を表現し、ラボの目指す健康のイメージ、「生態系の摂理に即した食生活」は田んぼを箸でつまむイラストでシンボライズされている。

渡部務さん（たかはたオーガニックラボ初代実行委員長）

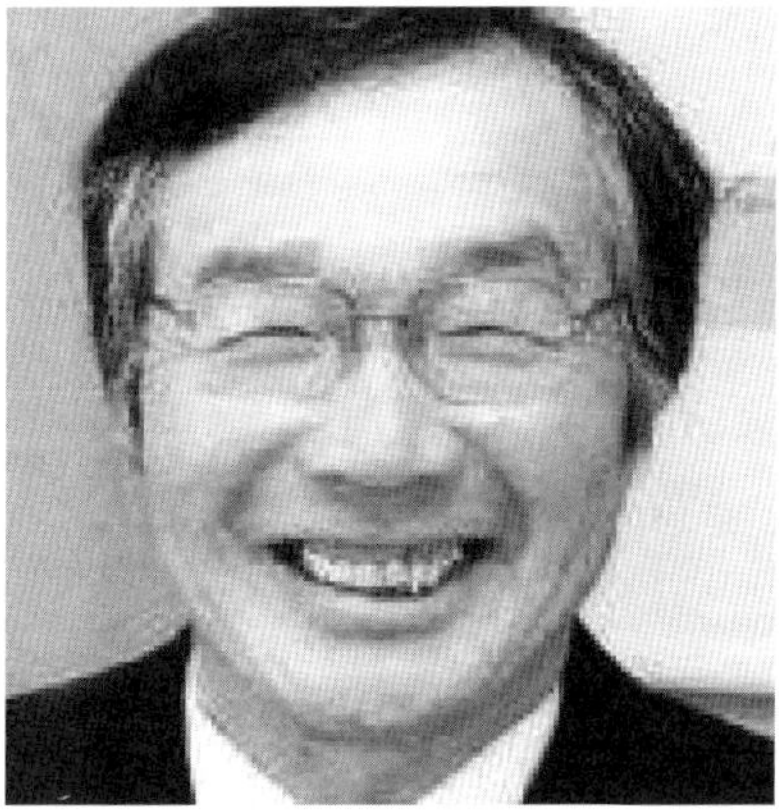

次世代が自分たちの団体や地域を越えて、「有機農業を通した地域づくり」という地域全体に目を向けてくれたことが最大の成果でした。そして、私たちは理念・理想先行で運動を広げてきましたが、若者たちが今の時代や消費者ニーズに合った新たな形「有機農業と食と健康」という価値を自分たちなりに見出すことができました。自分たちの小さな枠だけでなく、広く町民に有機農業と健康の価値を考える場を創出してもらいたいです。（初期の有機農業運動メンバーの一人で、映画「いのち耕す人々」に出演。高畠町有機農業推進協議会会長、たかはた共生塾会長も担う）

小林温さん（たかはたオーガニックラボ事務局長）

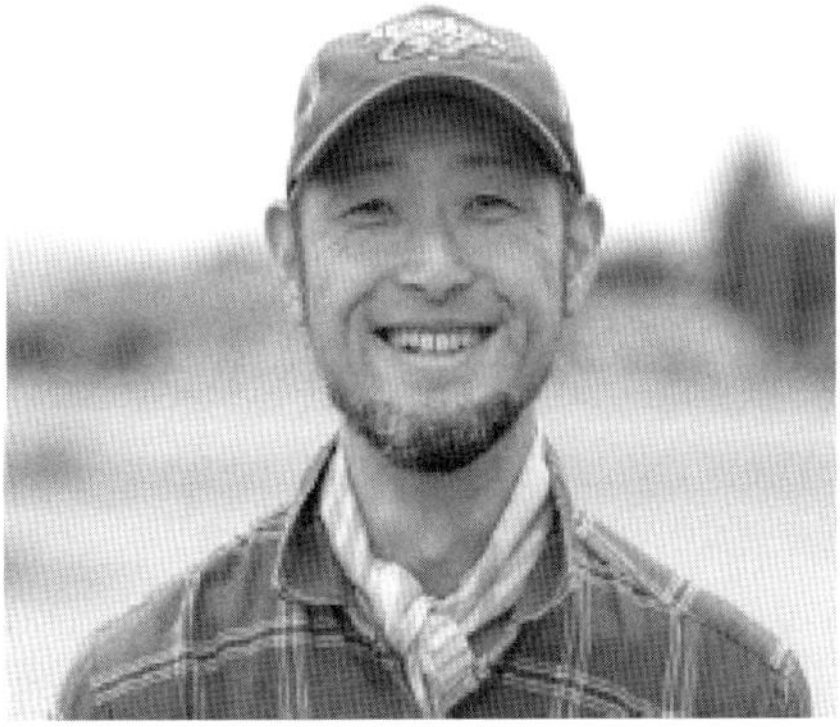

これまで交流が少なかった自分たちの世代が何を求めているのかを一緒に考えることができ、未来の町のあり方を考えることにもつながったと思います。初めは余計な仕事が増えることに対する抵抗感もありましたが、いざ始まってみると（思った通り大変でしたが）、上の世代の意見を聞いたり、町外からの視点を取り込むこともできて、自分たちの世代が引っ張る大きな舟が出来たという感じがしています。これから「食を通して健康を実感する人」を増やし、私たちの切り口で町内外に発信し、次世代にバトンタッチできるまで繋いでいきます。（山形県オーガニックフェスタ 2018 実行委員長）

舟山徹さん（よねおりかんこうセンター常務取締役）

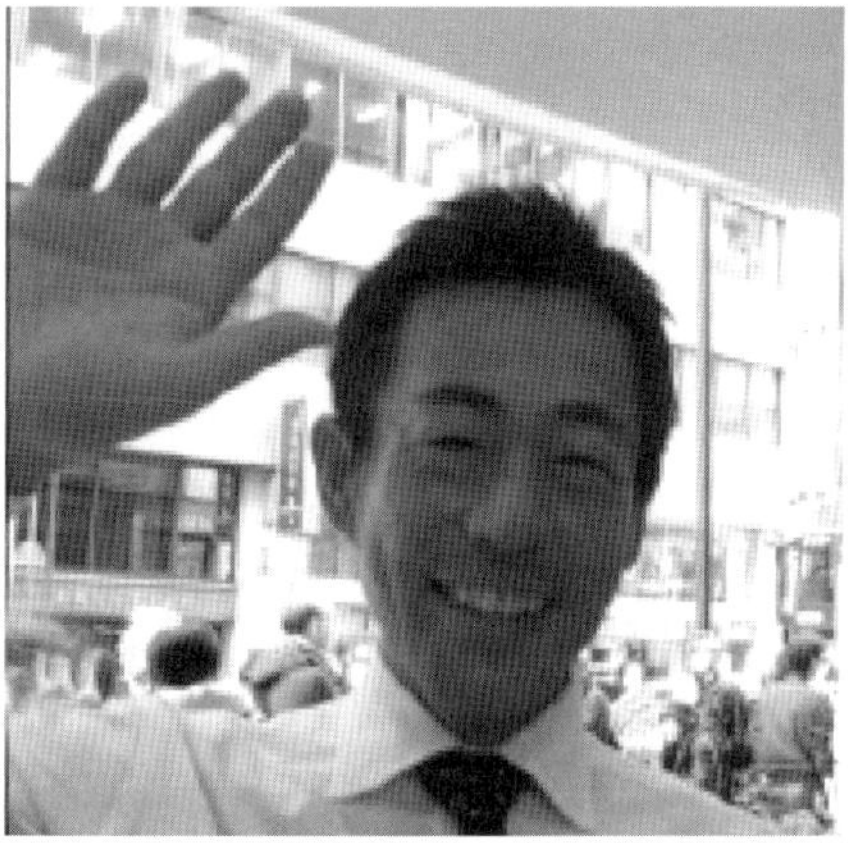

今回のように〝学び合い〟ということをテーマに人を集めたことは、弊社では今までにない取り組みでした。普段は、〝販売・食べる〟イベント企画がメインですので、こんなにも人が集まるのは驚きでした。新たなニーズとして、世代間・地区間・業種間を越えた「学びの場」「発信する場」としても、町内外の方々に活用いただけたらと思います。そして、体に良い食べ物販売をコンセプトにしている地産館（直売所）で、有機農業や農産物の価値を発信する役割を果たしていきたいと思います。（高畠町の観光振興、仙台や関東圏、海外からのツアー受け入れも担う）

我妻由美子さん（元山形県赤十字奉仕団委員長）

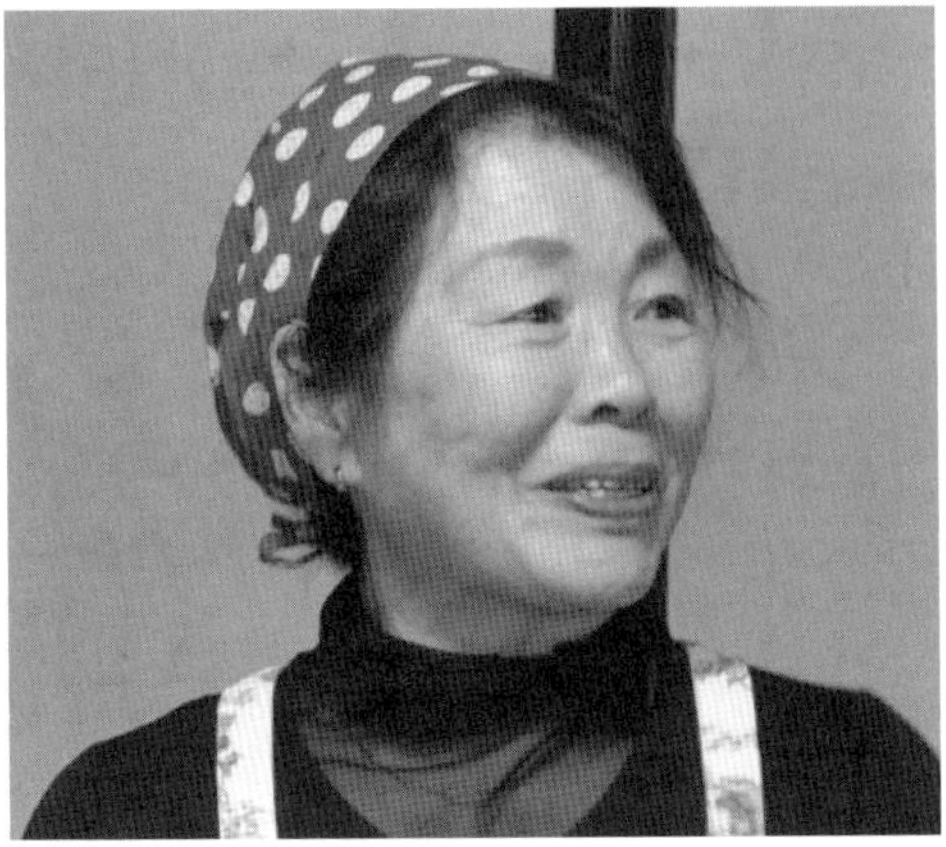

「体に良い健康な食べ物づくり、食卓の味を若者たちに伝えたい」という思いを私たちは長年持ち、活動をしてきました。しかし、食の欧米化や生活環境の変化によって、家庭食が変わっていきました。私は、「食卓を通じて子供や母親、高齢者の笑顔を増やしていきたい！」と思っていた時に、外薗さんに出会いました。思いを形にするために、「教育、栄養、農業」というテーマが一緒になり、勉強会を重ね、今では〝美味しい×健康になる食〟を意識してレシピを考え、提供するようになりました。（高齢者や地域の居場所づくり〝和楽茶の間〟代表、令和元年度町社会福祉協議会副会長）

たかラボ有機農産物アンケート結果

1. あなたの年齢・性別を教えてください。

男	44	女	96		
10歳代	8				
20歳代	9	30歳代	17	40歳代	16
50歳代	36	60歳代	36	70歳以上	18

2. あなたの職業について教えてください。

建設業		製造業	11	電気・ガス・水道業	44	運輸・通信業	1
卸売・小売・飲食業	5	金融・保険業	1	サービス業	44	公務員	22
農林業	15	水産業		自由業	16	パート・アルバイト	4
主婦	33	学生	11	その他（無職）	18		

食材購入先

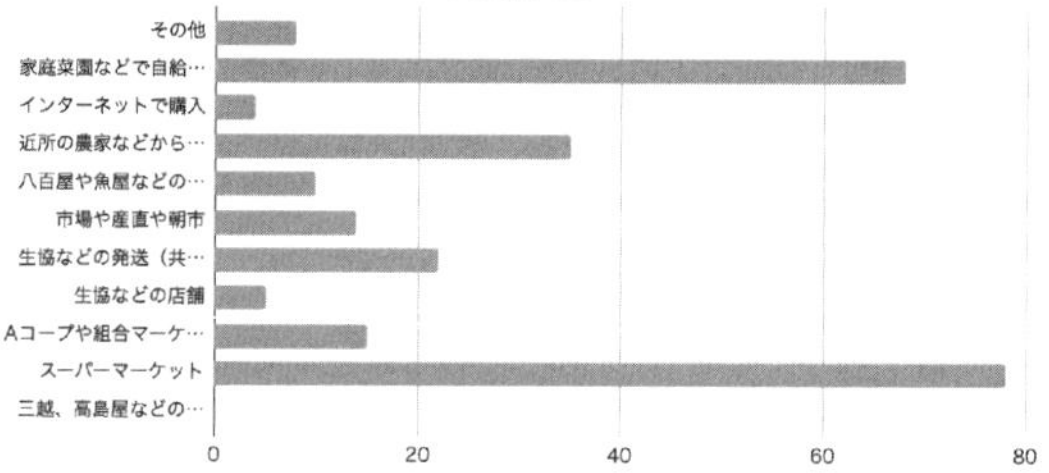

食材を選ぶ基準

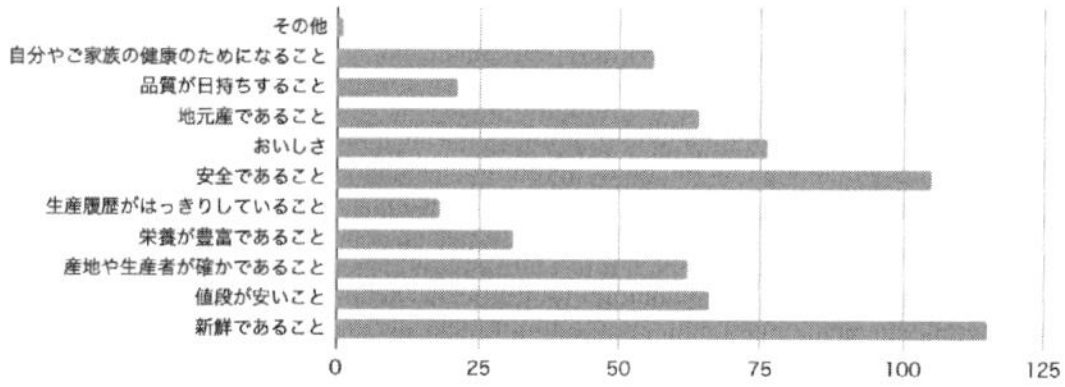

農薬の使用状況への意識

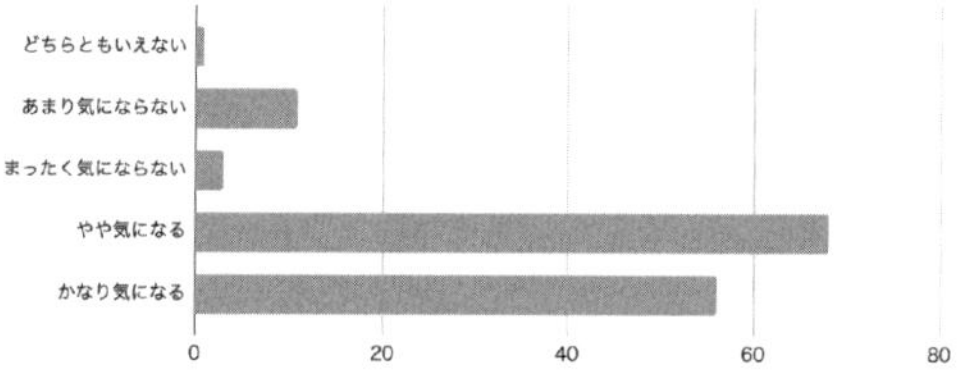

有機農産物に対するイメージ

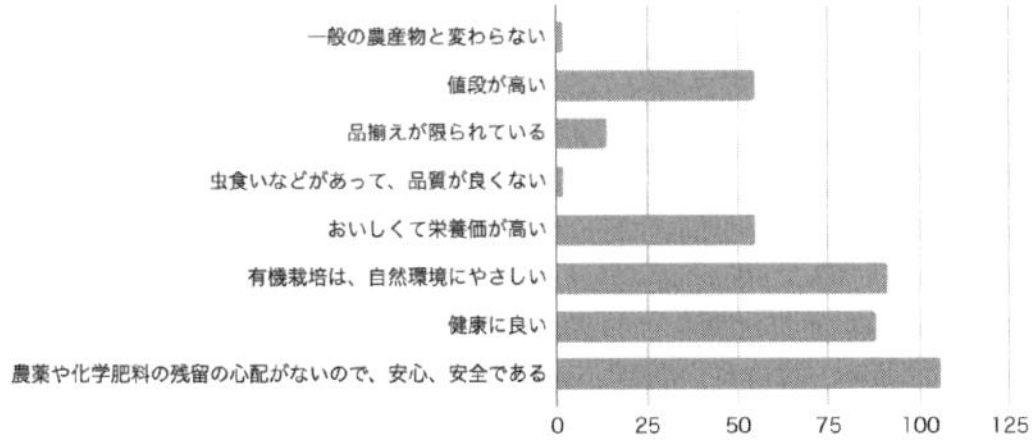

有機農産物を購入する理由

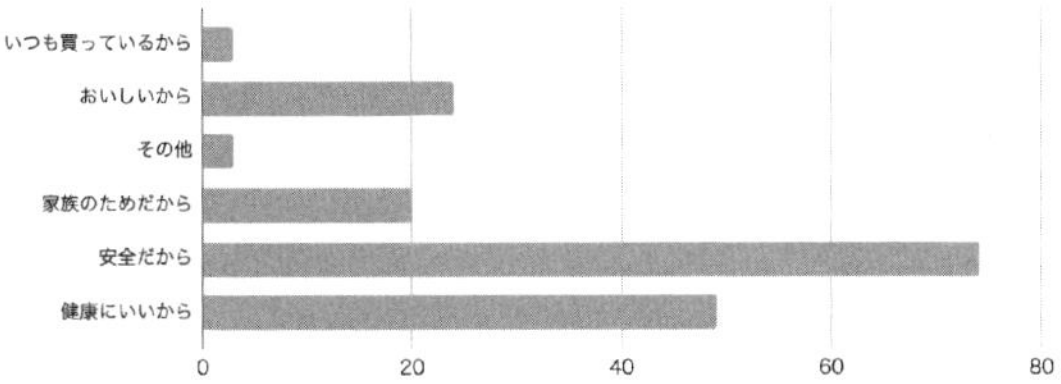

適切な有機農産物の価格

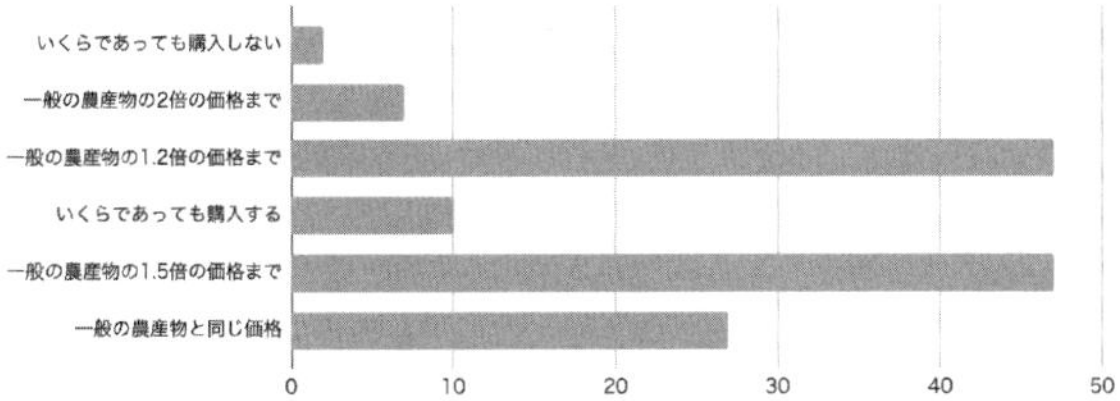

有機農産物を購入する際に望むこと

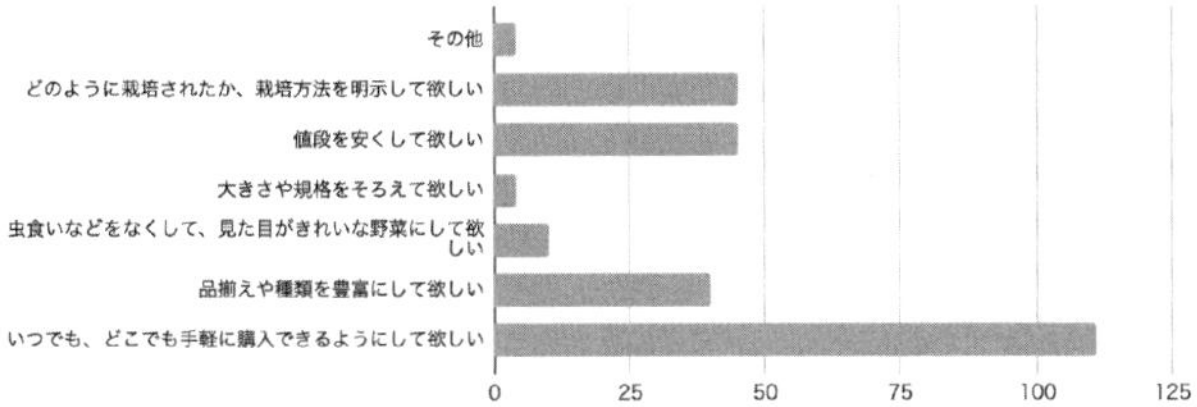

参加者の声（アンケートより抜粋）

・美味しいものが地元に沢山あるということを地元の人がより理解して欲しい。

・誰が作ったのか、どのような工夫がしてあるのかが分かれば、より興味が出て購買意欲が上がると思う。また、味噌作りや料理イベントなど開催して欲しい。たくさん良いものがあるけれど、知ってもらう機会をたくさん作って欲しい。

・若い人が有機農業に取り組んで生活できるような施策を行って欲しい。

・小学校などの学校給食などを通じて発信する。高畠町の子供たちの発育・知力・体力などと有機食材との関連性が実証されてくると発信力が違ってくる!!

有機農産物を利用する又生活の関心ごととして取り組める手法として、役割の位置付けの向上が必要。ヨーロッパ諸国に比べて有機農業へ取り組む農業者、面積は極めて少なく、行政の力が弱い。（これは国民性と思われるが）

・スーパーに売っているのは国が認めているから安全と思っている人が多いが、添加物がどのような影響を人体に与えるのかをきちんと教えるべき。

・国土を守るということに賛同した消費活動であるので、継続して欲しい。

・私は他県の者ですが、自分の地域の農・環境・教育・産業振興について山形は四方八方を見渡しても、自然に恵まれすぎる程恵まれている。これがこの地域の優位性だと思っている。人々にその価値の高さを気づいてもらいたい。

・企業や団体がもっと率先して有機農業に注目し、グリーンツーリズムやアグリツーリズムを広めていけば、町内外から人を呼ぶことも可能。

・やはり、幼稚園、小学校から有機野菜についての知識を知る機会があればいいと思います。有機農産物を使った調理方法がわかる本などを出して欲しい。

・本日の食材（ランチ）、とても美味しかったです！　道の駅や駅でも他の食品（焼肉、ぎょうざ、ラーメン）などどこでもあるものと差をつけてご案内したら、食べたくなる人もいると思うし、地元の野菜を買いたくなると思う。

・農業者の収入が安定し、有機農業が続いていけるような仕組みづくりが必要。

全国に広がる「ゆうきの里」を訪問

私はこれまで、全国で有機農業を軸に地域づくりを展開する農業者や団体を訪問してきました。宮崎県綾町では、奥誠司氏（ＮＰＯ法人教育ファーム宮崎・綾代表）の協力のもと、「人参の種まき〜収穫体験」まで半年間お世話になり、当時、私が働いていた広域通信制高校の農業教材を制作しました。町内には、「ほんものセンター」と呼ばれる農産物直売所があり、栽培基準によって「金・銀・銅」のシールが貼られ、健康な作物が購入しやすい生活環境が整っていました。埼玉県小川町では、金子美登氏（霜里農場代表）を訪れ、廃油を利用したトラクターやバイオマス発電などの再生エネルギー活用の取組み、環境循環型の農園づくりについて学ばせてもらいました。また、町内スーパーの入口に、有機農産物コーナーが設置されていたのが印象的でした。

衝撃だったのは、福島県二本松市東和（旧東和町）の実践です。福島原発による風評被害で農家や住民たちの命とも呼べる土が汚染されるなか、どのように立ち上がったのか、そのとき現場で何が起きていたのか、今日までどんな暮らしを強いられてきたのか、齊藤登氏（里山ガーデンファーム代表）、高畠町の星寛治さんを師匠に仰ぐ、菅野正寿氏（遊雲の里ファーム代表）の農家民宿に泊まり、一晩かけて教えていただきました。

「当時、原発事故が起こって、途端に取引先が0になったことに絶望して命を絶った方やセシウムや放射能の被害で、孫や家族のために作物を育てられない状況や生産活動が行えない状況が続きました。その状況を打開するために、私たち有機農業者は土の力に可能性を見出し、放射能の数値を下げることに成功しました。しかし、発信拠点である道の駅の当時の売上が五分の一になってしまい、私たちは信頼を取り戻すため、この地域の持続可能な発展に向けて、まだまだやるべきことが山積みです」

私は、「健康な食べ物づくりは、こんなにも手間暇と時間、何よりも覚悟が問われるのか」と身をもって実感しました。様々な健康情報が溢れる環境下で私にできることは、まずは自分が健康なライフスタイルを選択し、本や講演を通して、価値観を共有できる人々の輪を広げていくことだと、再認識させていただきました。

映画『いただきます みそをつくる子どもたち』

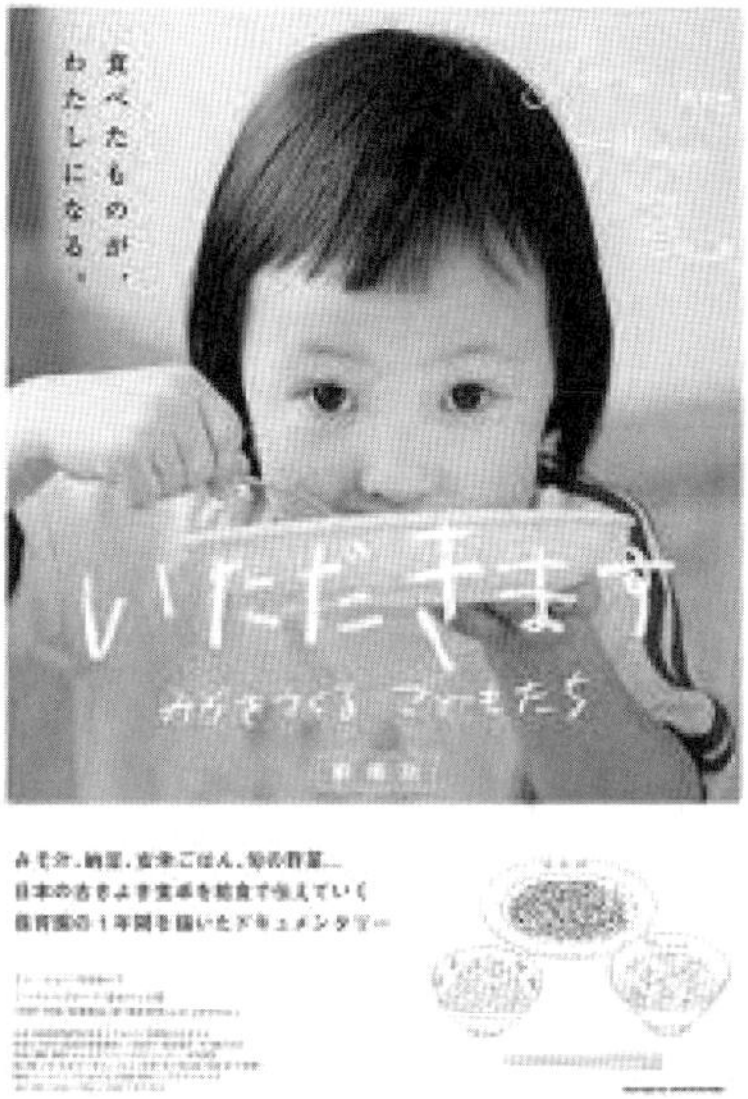

日本の家庭に昔から伝わる食事を保育の中心に据えた‘魂の食育’が全国のモデルとなる。0歳児から玄米和食を実践し、アトピー・アレルギー児を何人も完治させ、一躍話題に。花ちゃんの味噌汁の主人公も卒園生の一人である。

高取保育園・西福江元園長の著書『子どもが育つ玄米和食』、『ゼロから始める玄米生活』

『私たちが子どもの頃は、母親の手作りの食事が基本でした』

当時、私が高校教諭として不登校教育に携わっていた頃（平成二三年）、「生徒の課題を解決するには、学校の授業だけではとても間に合わない。もっと根本的な生きる力を育む教育から立て直さなければならない。本物を伝えたい」という悩みを抱えていた時に、出会ったのが**高取保育園（福岡県）西福江園長の〝魂の食育〟**でした。

日本に昔から伝わる食育で、様々な教育問題の解決を実現していた園長。その志や実践を教材にして生徒たちに伝えたい。ただその一心で、電話をかけ、数日後、西園長に会って取材、撮影をさせていただけることになりました。私が今でも強烈に覚えていることは、「外薗さん、戦後、日本人の食生活は欧米化してしまいました。昔の日本では、家庭食が一番安心・安全で健康な食べ物でした。母親が作る食事以外は恐ろしくて食べることはできない時代だったのですよ。今は、様々な理由で命の元と言える食事を母親が手放してしまったのです」。あの時の西園長の言葉と祖母の教えが重なり、私の中に明確な問題意識となり、高畠町でのプロデューサー活動に繋がっていきました。

映画『いただきます ここは、発酵の楽園』

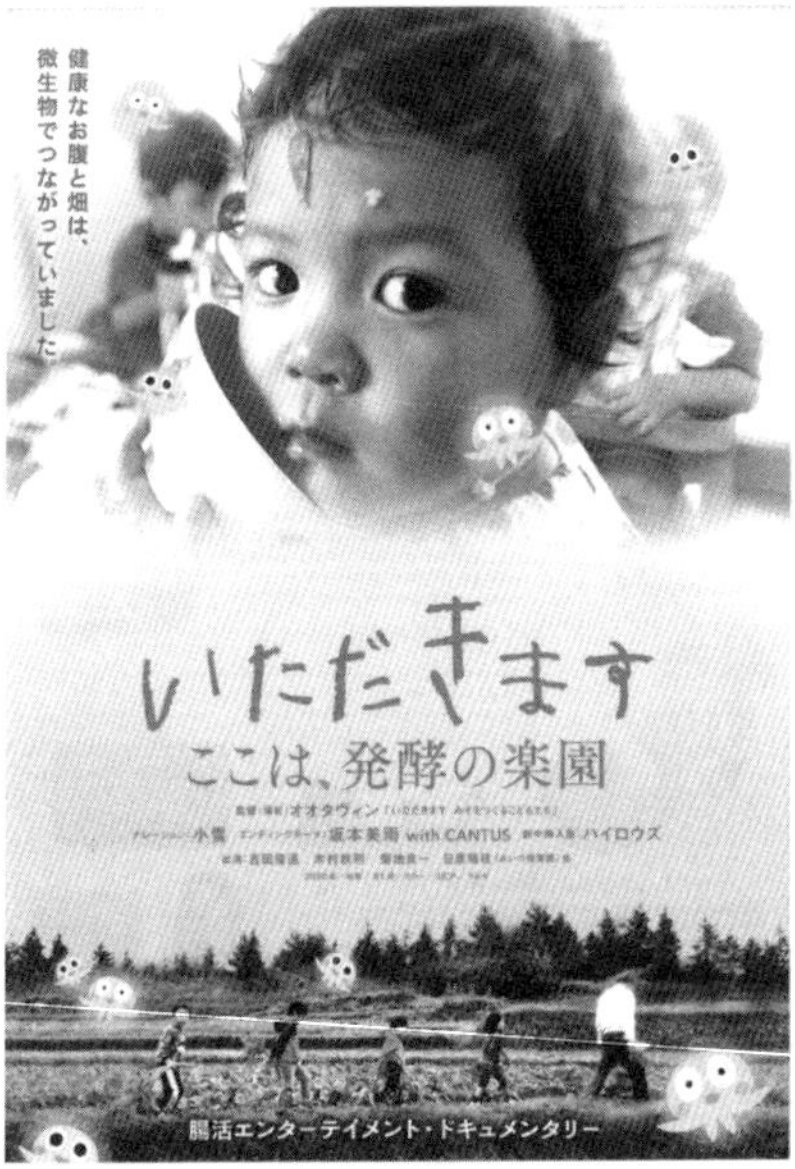

前作ドキュメンタリー映画「いただきます みそをつくる」に続く続編。３人の有機農業者に光を当てて「奇跡の作物づくり」を紹介している。高畠町の菊地良一氏や和田小学校の農業学習などが紹介されている。

劇場公開日：2020 年 1 月 24 日～

『健康なお腹と畑は微生物でつながっている』

　多様な有機栽培のあり方、これからの有機農業の社会的な役割が三人の農家を中心にドキュメンタリー形式で紹介されています。果樹栽培では、「奇跡のリンゴ」で一斉を風靡した青森県の木村秋則氏。野菜栽培では、長崎県佐世保市で、「元気野菜づくり」を地域や保育園にも伝えている菌ちゃんふぁーむ園主の吉田俊道氏。そして、米栽培では、上和田有機米生産組合の設立やアスリート食を開発した菊地良一氏。他にも、高畠町和田地区や和田小学校の食農教育、畑の授業、食育実践が取り上げられています。

　私も任期中に大変お世話になった和田地区は、町の有機農業運動発祥の地でもあり、地元の農家主婦による和田地区自給野菜組合が根付いていました。平成二十六年度に農林水産省から地産地消優良活動表彰「食料産業局長賞～組合創立五十年。安全・安心な野菜を子供達に届け続ける～」が授与され、食農文化は、現在も脈々と住民達に受け継がれ、志を受け継いだ渡部宗雄氏は、畑の先生として、和田小学校、高畠中学校の先生や生徒達に二十年以上に渡って、「食と健康」の大切さを伝え続けています。

令和時代に必要なもう一つの教育

二十一世紀は、人工知能やインターネット技術が益々加速し、都市型生活者たちは、土（生きたいのち）から最も遠い暮らしが当たり前になっていきます。日本の若年層（十歳〜三十九歳）の死因第一位が自殺という現象は、先進国の中で群を抜いています。私たちは、この原因の根っこを見直す時が来ていると思います。移住して田舎で暮らすというのは、まだまだハードルが高いので、まずは、お米と味噌を中心とした栄養価の高い食材と原材料の選択、それらを活用した簡単な料理から始めていくのが良いでしょう。第三章で紹介した「体の技術」、「食の技術」と二刀流で自己管理を行うことができれば、お金をかけずに病気にならない体質を獲得することができます。

私は、令和の時代に必要な教育は、**「食」と「職」をつくる力**だと考えています。少子高齢化、人口減少に歯止めがかからない地域経済を立て直すには、これまでのような「平均的な能力を伸ばす教育」ではなく、「その人にしかない能力や才能を伸ばす教育」

へのシフトが求められています。答えのない時代に、社会や自分の課題を設定し、解決に導く起業家精神溢れる人材の台頭、企業や地域の中で新たな事業を興すことのできる人材輩出が、地方創生を成功させるには欠かせない条件となります。

そして、本書でお伝えしたかったもう一つの教育とは、「**食（元氣ないのち）をつくる力**」**の育成**です。なぜ、健康問題は農業や教育問題とつながっているのか、小学生でも理解できる内容で紹介されている「腸活エンターテイメント映画『いただきます～ここは発酵の楽園～』」をまちづくり活動の一環として全国で主催してください。特に、学校教育に携わる方々（幼少中高校の教職員、ＰＴＡ関係者）、子育て世代の方々、生活習慣病で苦しんでいる方々が身近にいる場合は、役立つ内容となっています。

今後は、人間としての生きる力の源である『日本の食文化と身体文化の再生』をテーマに、地方創生コンサルタントとして、「地方に眠る日本の資産」を次世代に繋いでいきたいと思います。そして、国民の健康な生き方、働き方、暮らし方に関する悩みを解決する道筋を全国、世界との架け橋となり、生み出し続けていきます。

日本の未来に継承したいもの

「なぜこの本を今、書かなければならないと思ったのか？」

それは、幼少期の教えと海外生活で気づいた、「**皆を幸せにする古き良き日本の文化と心象風景**」が現代日本から失われていく姿を黙って見ていられなかったからです。

私をここまで突き動かすものは、私の人格を形成してくれた「血、育ち、教え」と社会の常識に対する反骨心、数々の逆境を乗り越えてきた実体験にあります。私は大学を卒業する時、どうしても大人たちの言う、「良い大学、良い会社に入れば幸せになれる」と言う常識に違和感を持っていました。その価値観が正しければ、「なぜ、青少年殺人事件や子殺し、親殺し、自殺などの青少年問題がなくならないのか？」「社会構造自体がおかしいから問題が解決しないのではないか？」と疑心暗鬼でなりませんでした。

自分が納得できる答えを掴むために、安定した道を断ち、あえて祖国日本を出て、外から客観的な目で、「自分の答え」を探し続けてきました。現代日本に表出している社会問題を包括的に解決するためには、どうしたら良いのかを現場で考え、悩み、行動し、問題を解決する中で、ある結論に行き着きました。それが、あらゆる社会問題解決の鍵は、「**日本の地方に眠る〝衣・食・住〟文化の中にある**」ということでした。それが、本書で紹介してきた日本人の生活文化と健康な暮らしとの関連性だったのです。

その心身ともに健康で幸せな暮らしを次世代に繋いでいくために、私にはやらなければならない大きな目標が見えてきました。それは、日本人の命を生み出している〝**一次産業（生命産業）**〟**とその源泉である**〝**農村漁村地域の再生**〟です。私たちが日常で食べているもの、飲んでいるものは、国内生産者がいて、その方々が田や畑、山、川、海を守り、新鮮なお米、野菜、魚を毎日届けてくれて豊かな食卓が成り立っています。

グローバル化や少子高齢化、担い手不足により、日本の地方や一次産業は、正念場に立たされています。私は、『**美しい日本の心象風景と食文化を未来に継承する**』という人生理念・志を掲げ、「日本人の心のふるさと」と「日本発の食べものづくり」を、地域政治、経済、人財の力をフル活用し、全国の同志たちと形にしていきます。

推薦者たちの声！

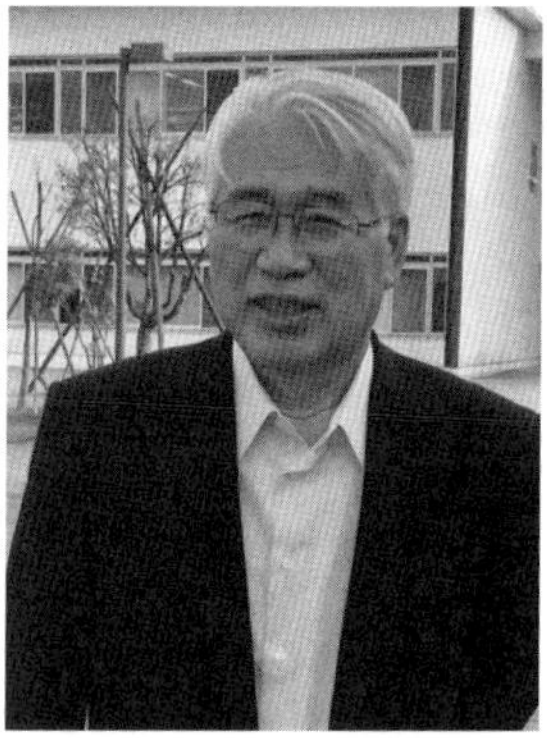

島津憲一（しまづけんいち）1948年生まれ

薬剤師。おきたま食文化研究会顧問、元公立高畠病院薬局長、元山形県病院薬剤師副会長、漢法科学研究財団理事、羽州街道交流会代表幹事、高畠町文化財保護委員等々を務め、幅広い分野に渡って活躍。20年来、漢法の泰斗伊沢凡人氏に師事し、健康や医療における排泄の重要性を知る。最高の薬は食であり、病気は薬で治らないことを認識し、和法薬膳の普及を担う。菌類学、毒性学にも精通し、県の植物、キノコ中毒鑑定と治療法のアドバイスを30年来に亘って行っている。菊地氏とともに元日本オリンピック委員会強化スタッフ。

今回、外薗氏の志あるご尽力により、菊地氏が開発した**無農薬玄米と玄米麹味噌を中心とする高ミネラル食と超元氣食**がまとめられたことを寿《ことほ》ぎたい。

現代の日本では、ガン死がずっと増加しており、一方、米国はガン死亡を減少させているのです。無農薬玄米と玄米麹味噌汁と菜からなる高ミネラルな一汁三菜は、現在においても最高の食であり、**最高のアスリート食**、**美容食**でもあります。

しかし、現代人が日常食として食べている、精白された米、パン、麺は、血糖値が急激に上昇し、心身に負担をかけるため、理想の食とはかけ離れています。

現代病に歯止めをかける事例として、玄米の正しい食べ方を研究開発した酵素療法の第一人者である**鶴見隆史医師**、さらには糖尿病を薬なしで克服し、玄米のエビデンスを著した前統合医学会会長**渡辺昌医師**など、多くの医師によって玄米は健康食として推奨されていることは力強い限りです。本書の高ミネラル食と超元氣食が日本人の健康に寄与し、多くの人々の自立を支援するという志を持った食であり、その普及拡大は、正しい食の普及に大きな役割を担うものと確信し、期待致します。

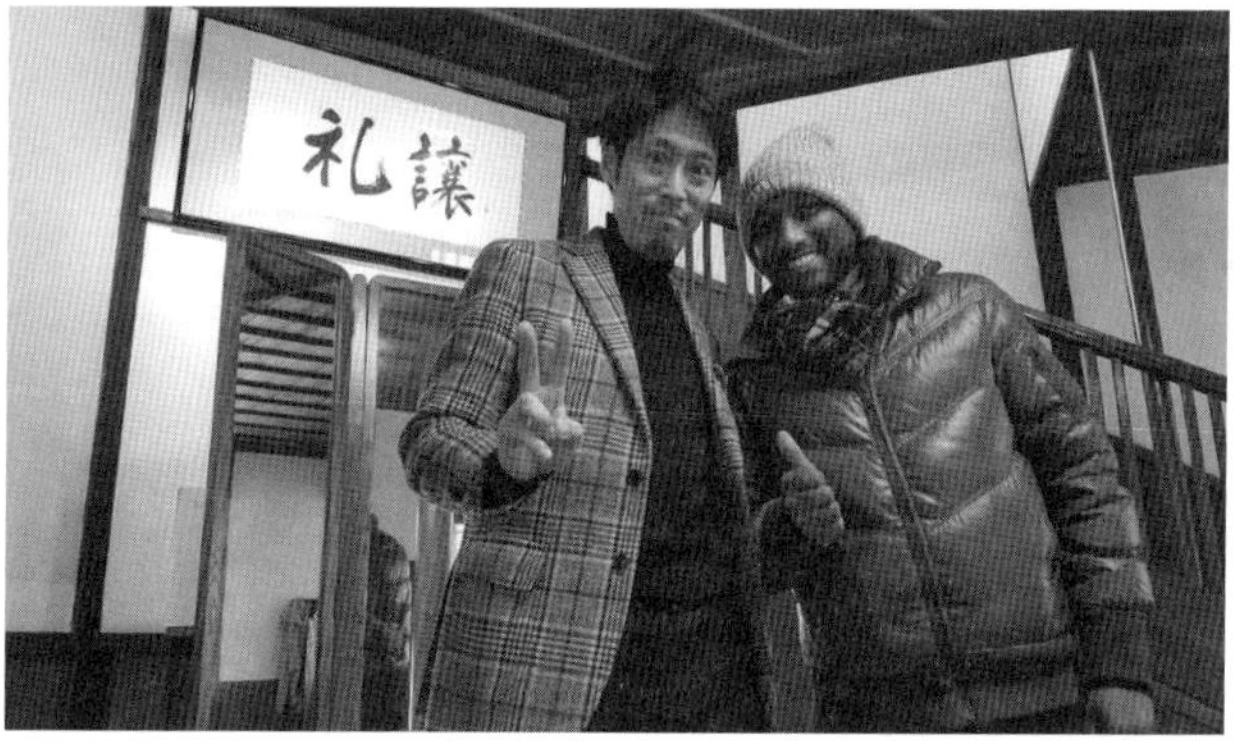

鈴木精（すずきせい）1974 年生まれ

私立九里学園高等学校プログレスコース主任教諭。教科は国語。部活動はサッカー部。元青年海外協力隊ザンビア派遣（青少年教育）。JICA 東北の教師海外派遣アドバイザーも担う。帰国後は、学園のグローバル教育を 0 から構築し、海外の学校を繋ぎ、東北のモデル校に成長させる。2019 年 4 月から、地域との協働による高等教育改革推進事業（文科省）を研究課長として新たに先導している。

現代の情報消費社会のシステムは、商品のみならず、情報そのものに価値を与えることで価値の多様性を生み出し、人々の購買意欲を刺激し、必要のないものに必要性を与え、人々は多様なものを口にするようになりました。そして、人々は本質を見失ってしまいました。こういう社会だからこそ、今年から実施した高畠町での**「食」と「農」について学ぶ教育**は、生徒が「食」「命」、さらには「文化」の本質に迫ることができたという点で非常に意義のあるものであったと感じています。

今年度、本校では外薗氏を地域との協働による高等教育改革推進事業（文科省）のコーディネーターとして、菊地良一さん、我妻さんたちの協力を得て**「食と健康プロジェクト」**を立ち上げました。五感で学ぶフィールドワーク研修で、生徒たちは多くのことを実感し、理解を深めることができました。土作りを学ぶ初回から、匂い、温かさ、粘り気、柔らかさすべてに生徒たちは驚きの連続でした。発酵した土に手を突っ込んだときの温かさと柔らかさに生きている土を感じ、畑を歩くと、まるで布団の上を歩いているかのような感覚。その驚愕の土を体験した生徒たちは、この土から作られた作物の栄養価の高さを確信しました。また、ゲンキナを収穫した際には、その青々とした鮮やかな色と手にした質感に感嘆の声をあげ、有機大豆を使用した味噌作りでも甘い匂いと柔らかさを実感しました。全三回のフィールドワーク研修には、薬元米と有機野菜の試食が含まれ、地元のお母さん方による工夫された料理から、**本当の食の豊かさとは何か**を学びました。特に、有機野菜の味噌汁づくり体験では、一つのお椀に、たくさんの彩り、食感、匂い、味覚が入っており、まさに四季折々の自然の恵みをまるごと味わいました。こうした体験を通して、知恵の宝庫である先人と触れ合い、食にまつわる多くの知識を与えていただいたことは、文化の継承という点においても非常に貴重な体験でした。最後のフィールドワーク研修では、黄金色に輝く稲に囲まれ、その美しさに圧倒され、まさにこの風景が私たちの心象風景となることを確信しました。これらの体験を通して、生徒たちは自分たちの「命」と「自然」のつながりを強く感じることができ、本当に感謝しています。そして、食に対する価値観が変容し、普段の食生活と身近な自然を以前より大切にするようになっています。

また、地域の良さを再発見し、**地元に対する誇りと愛着**をより強く感じ始めたことが大きな成果です。この地域に存在する課題に対しても解決したいという社会貢献の意欲と主体性も増してきました。来年度も、さらにこのプロジェクトを広く展開し、高畠町の有機農業、本物の食の良さ、価値を発信し、この地域の健康向上に貢献するとともに、この貴重な食と農を伝承できる人材を育成していきたいと思います。

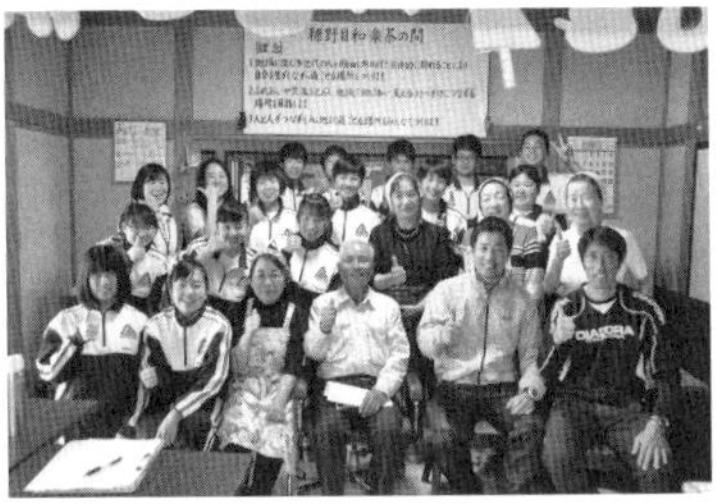

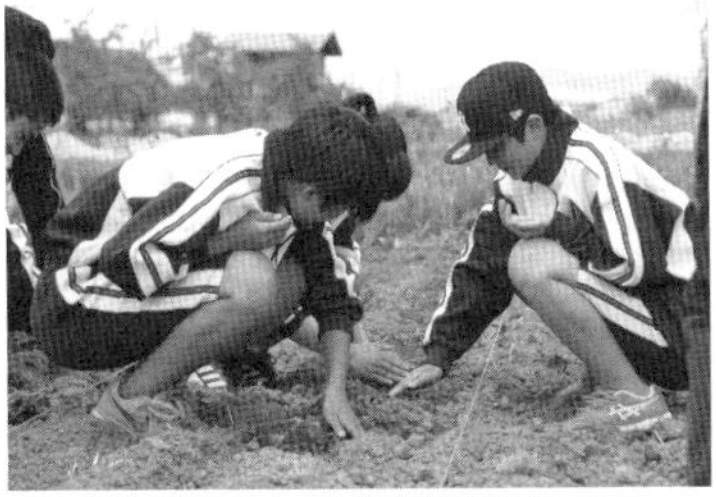

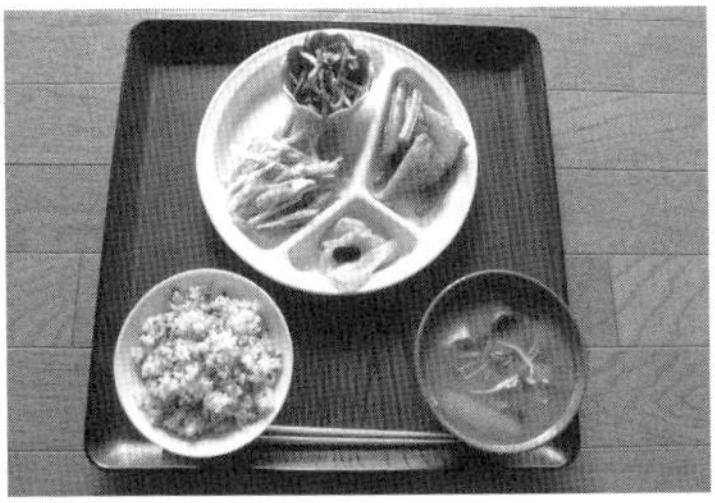

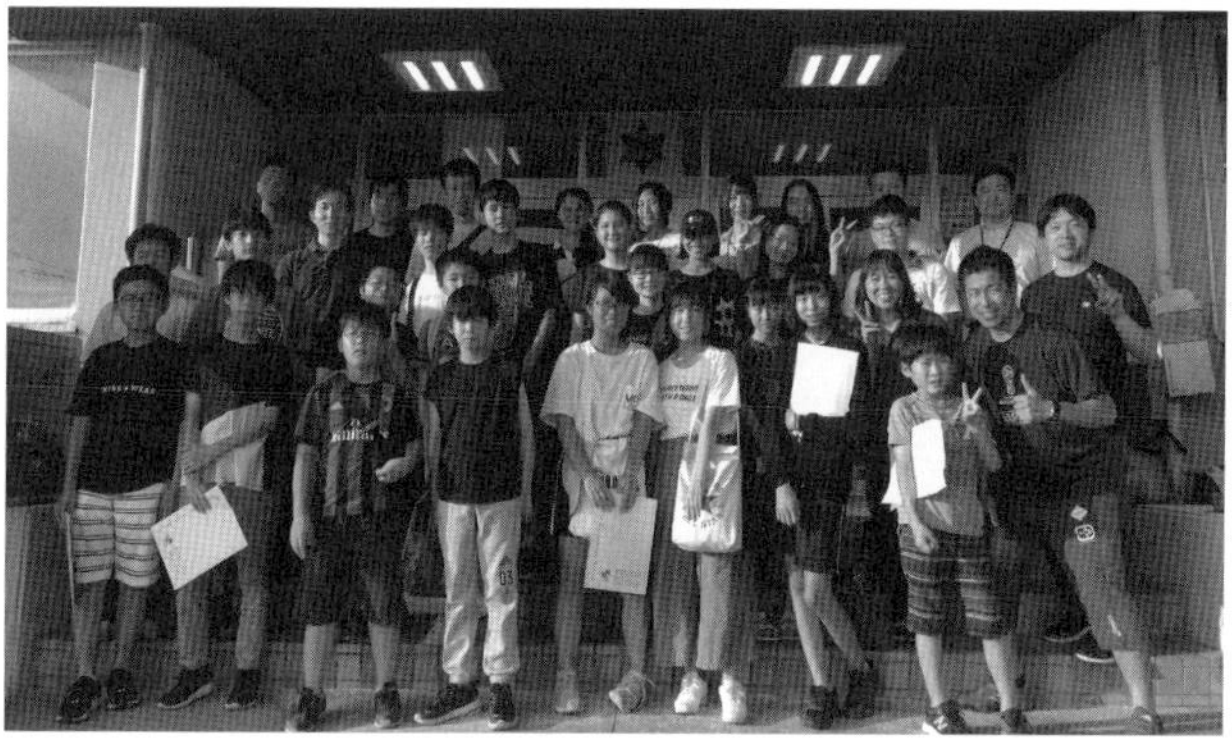

谷本一樹（たにもと かずき）1980年生

株式会社ソーシップ代表取締役。様々な教育戦略コンサルティングを手掛けるなか、小中高校生向け学習塾「スターグローブ」を神奈川県横浜市青葉区にオープン。地域や企業との交流、ICTの活用、グローバル教育など、自分の力で問題を発見・解決し、自らの指針で行動できる力を育てるプログラムを多数開発。それらをパッケージ化し、企業と連携する生徒による起業家教育にも挑戦している。

高畠は「人にやさしい」町でした。私は横浜で学習塾を運営しています。外薗氏とは「食と健康」をテーマに横浜の小中高校生対象の合宿を行いました。人にお会いするたびに聞かれる「高畠はどんなところがいいと思うか？」の質問に対し、子どもたちははじめ、「空気や水がきれい」と答える、いわば都会の子の「優等生発言」しかできませんでした。しかし、この町のことを学ぶうちに子どもたちは熱く語り始めました。「食文化を育てるには農家だけではなく、食べる人、調理する人、学者、地域の行政、この町を愛する住民が必要であり、それに加えて互いのことを思いやる家族のような『やさしさ』が大切なのだと気づいた」と発言するのです。子どもたちが社会問題と本気で向き合った時に発するエネルギーは本当に大きなものだと実感させられました。高畠は、有機野菜のみでなく人を育てるのにもとても優れた環境が整っている町です。こうした本来あるべき人の営みの形を「**食と健康」から学べるプログラム**を開発されたのが外薗氏です。また、当塾に通う生徒のなかに母親が乳がんで苦しんでいる子がいました。私は外薗氏にご推薦いただいた菊地氏の薬元米、深炒り玄米（粉・粒）、玄米珈琲、玄米麹味噌を試してみるようにその子の母親にお願いしました。すると、母親から数週後に驚きと喜びの声をいただいたので、皆さんにも紹介させていただきます。「これまでゲルソン療法など外科的治療ではない、様々な方法を模索し、試してきましたが、どれも効果が出ずに諦めていました。基礎体温も三四度となり、気力、体力ともに低下し、食欲もない日々を過ごしていました。そんな時に、谷本先生から食養セットをいただき、言われる通りに試してみました。すると驚く効果が見られました。**一カ月後あたりから、体温が三六度を超え、体力が回復し、血色が良くなった**のです。毎食、玄米麹味噌に深炒り玄米粉を入れたお味噌汁を飲むたびに、胃が温まるのが分かります。普段から珈琲を多飲していた時は、体の冷えを感じていましたが、玄米珈琲は体全身がポカポカする実感を得られました。これらの食事を試す前の医師からの説明では、膵臓、脾臓の全摘出が必須条件でしたが、一カ月後にいくと、**全摘ではなく膵頭部・脾臓の温存が可能とのこと！**　本当に嬉しかったです！　現在は、普段通りの食生活に戻り、基礎体温も三六度台です！高血圧も正常に戻り、胆のうからくる背中の痛みも消えました！」

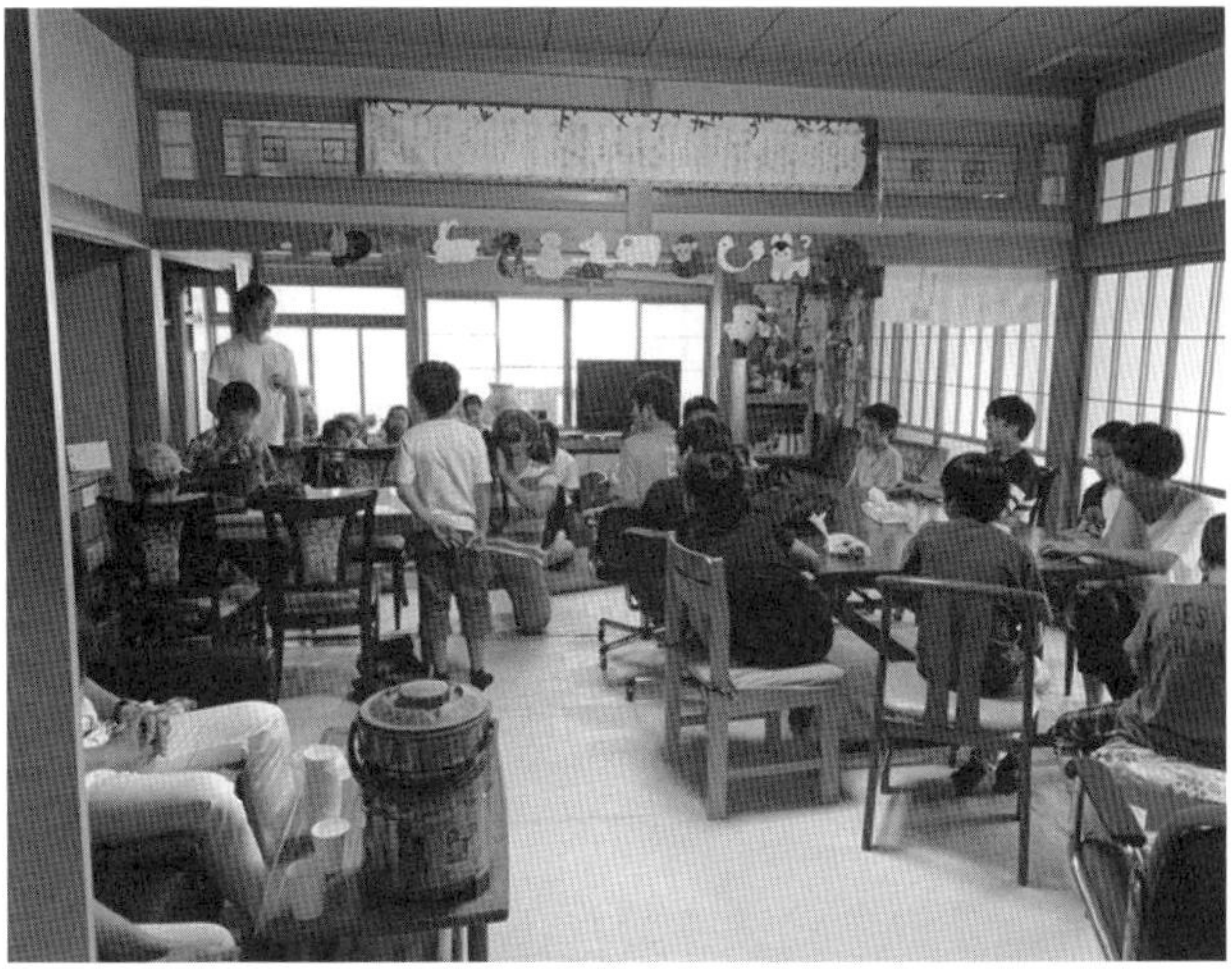

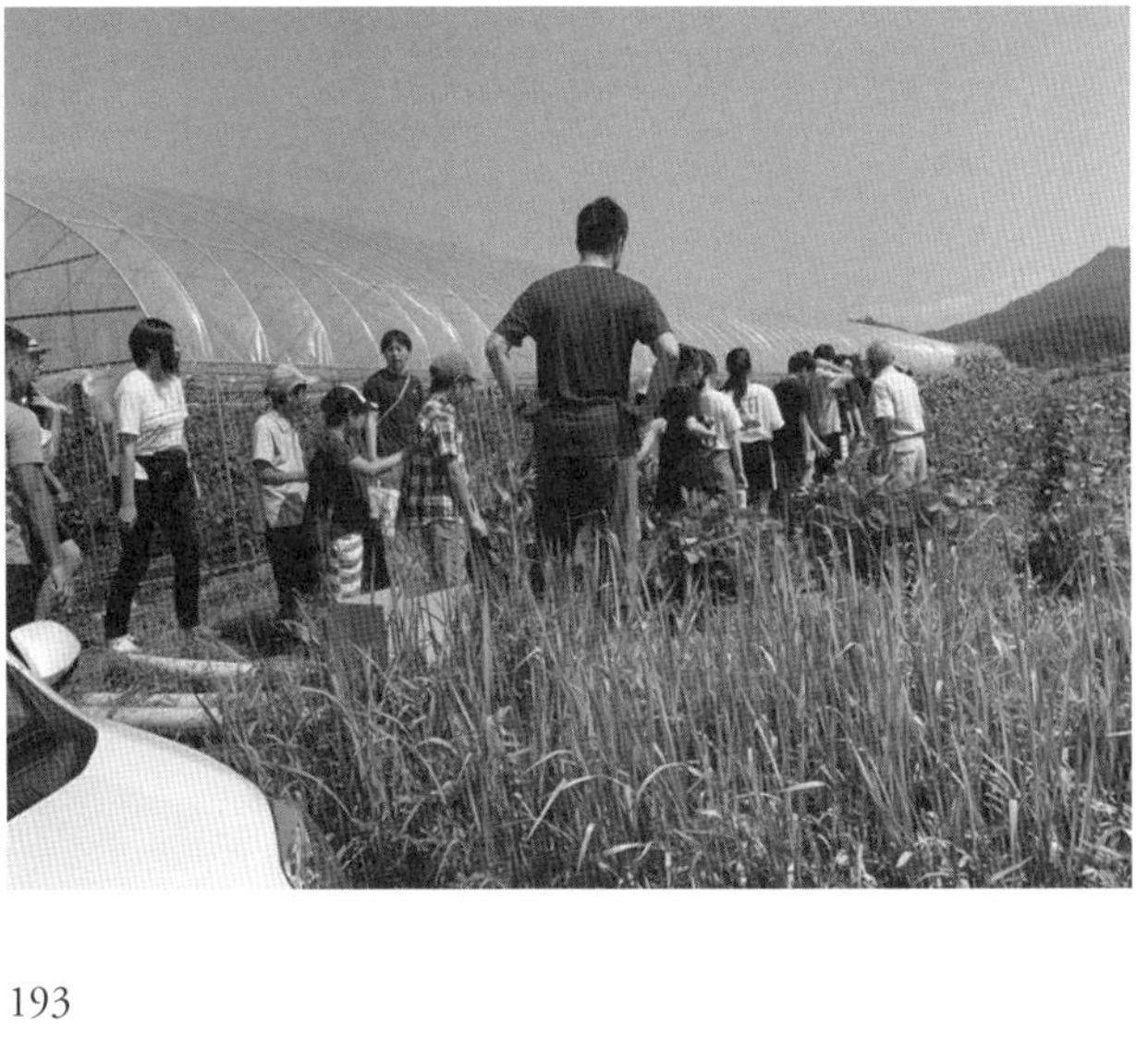

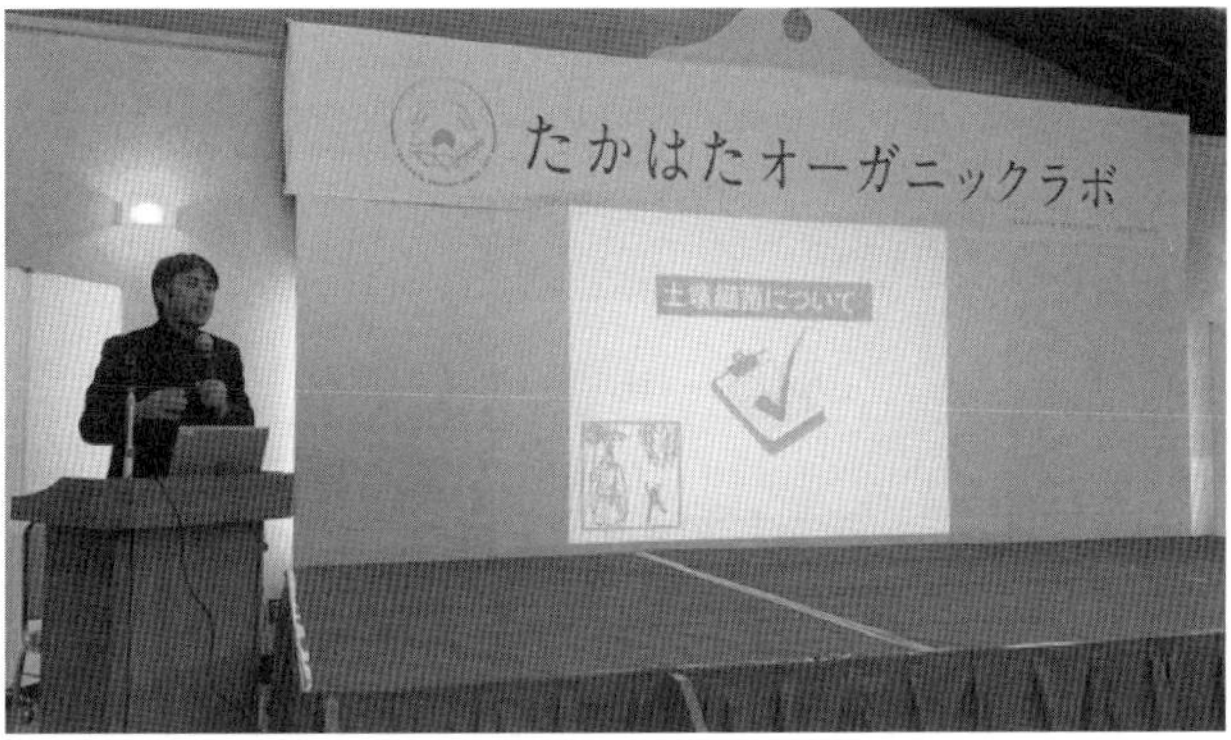

加藤守匡（かとう もりまさ）1973年生まれ

名古屋大学大学院医学研究科卒。山形県立米沢栄養大学健康栄養学部教授、医学博士。研究テーマは、運動と食事摂取、体力と認知機能、ライフスタイルと心身の健康、運動と腸内細菌。平成17～18年度山形県スポーツ医化学推進委員として、県内の部活動高校生代表選手を栄養指導。10代～80代まで幅広い層を対象に、置賜地区（米沢市、長井市、南陽市等）の健康と予防・体力改善推進に一役を担っている。

私達を取り巻く現在の生活環境では、土壌で育まれた農作物を食べる事で土壌の豊かさを体感する事が多いと思われます。**土壌には様々な微生物が存在し、近年ではこの微生物の多様性が土壌の豊かさを反映する**と言われています。今回実施した我々の研究結果からは、有機農法と慣例農法の土壌を、次世代シークエンサー（最新機材）を用いて分析し、多様性の指標であるchao1の数値が有機農法では慣例農法の土壌に比較して約一七％高い事を確認しています（表）。ヒトの体内にある腸内細菌もその多様性の高さが健康の維持・増進と密接に関連しています。高畠町の有機（高ミネラル）農法により作られた作物を食べている方々が様々な症状を改善される結果に注目すると、健康生活を促進する可能性があると感じています。

豊かな土壌で育てられた安全で、おいしく、栄養価の高い農作物が腸内細菌の多様性を高める事も十分に推察されます。事実、土壌微生物の高い多様性が、土壌中に有害菌を抑制し、きれいな空気や水、食物を生み出し人間の健康を改善させる能力を備えていることも報告されています（Nature. 528:69-72, 2015）。

土壌細菌について

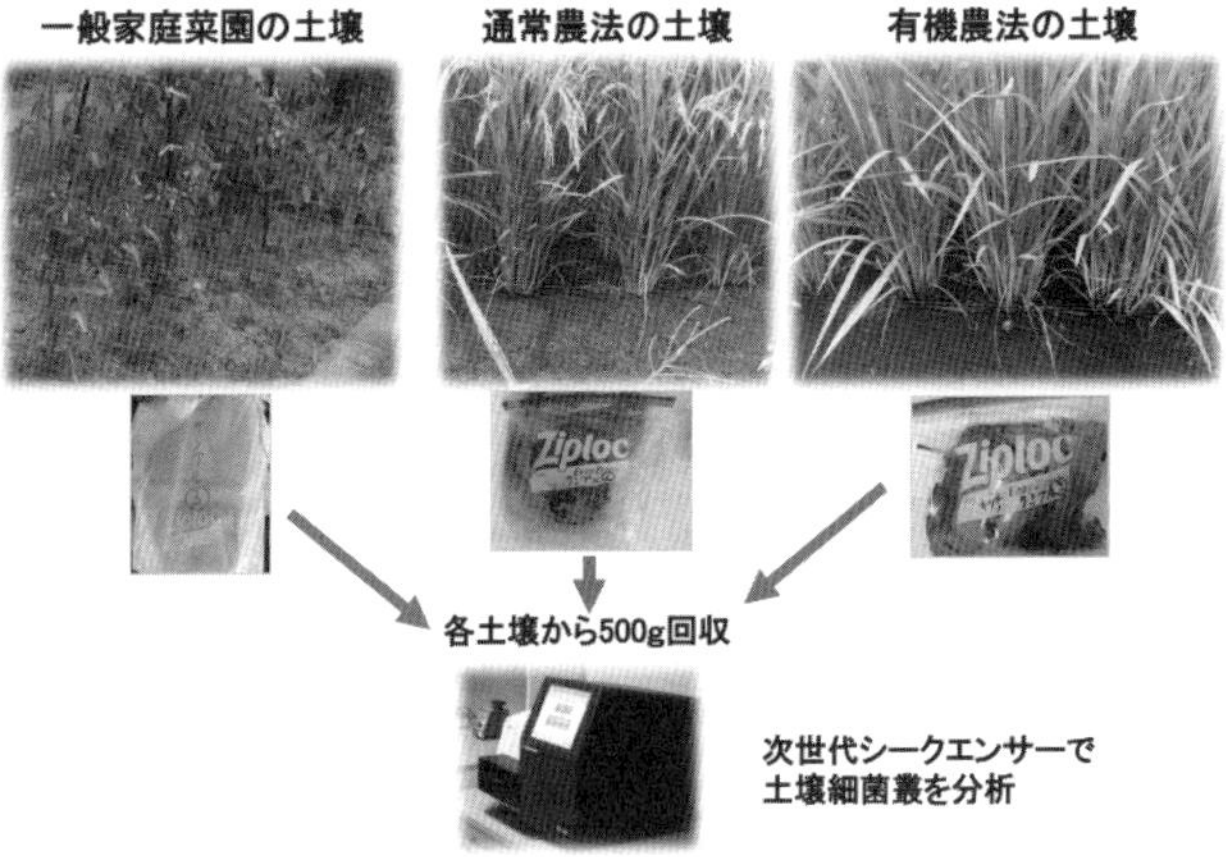

有機（高ミネラル）農法土壌の特徴（高い多様性）

	Observed species	shanon	chao1
一般（家庭）農法の土壌細菌と真菌	2187	16.8342	2274
高ミネラル農法の土壌細菌と真菌	2296	15.3177	2401
通常農法の土壌細菌と真菌	2038	16.7654	2061

通常農法の土壌と
比較して約17%
多様性が高い！

おわりに〜現代病を防ぐニッポンの知恵〜

アフリカに二十三歳の頃に渡ってから、中高保健体育教師、セミナー研修講師、地域プロデューサーとして、約十年間、「人づくり」を軸にキャリアを重ねてきました。

それらの経験から確信に至ったのが、「**教育問題と健康問題は、農業問題に帰する**」という結論です。ここまで様々な実践例と具体策を体と食の観点から紹介してきましたが、どれも、日本の生活の知恵をひも解き、歴史を統合して導き出した解決策です。現代病の原因が日常の食生活と体生活にあることをご理解いただけましたでしょうか。

私が大切にしている目安は、「**食べ方と姿勢が生き方をつくる**」ということです。どんな食べ方と体の使い方をすれば人間は元氣になるのかを国内外で実証してきました。

今回、本を執筆する過程で、「なぜ、このような感覚が私の中に存在していたのか？」新たな探究が生まれました。不思議にも、その深い探究へと導いてくれたかのように、私の祖母が四月一四日に八十九歳の天寿を全うされました。海外や高畠町で、日本の生活文化の本質的な価値に氣づけたのは、幼少期の「**祖父母の教え**」のおかげでした。

もう一つは、成長期である十二歳で、右肩を炎症し、ドクターストップにかかり、大好きな野球・体育ができなくなった挫折経験です。当時の私には、身体についての正しい知識や技術がなかったため、病院に依存し（両親に負担をかけ）、自分のケガを自分の力で完治させることができませんでした。今思えば、この二つの出来事が、私に深い洞察と探究に向かう意欲と執着心を駆り立ててくれたのだと思います。

最後に、ここまでお読みいただいた皆様へメッセージをお届けさせていただきます。

「**この国を守るためには、まずあなたの体を守ることから**」

この国という主語が、あなたが住む地域、職場、家族や子どもなどの所属先や運命共同体になっていくと思います。その共同体を幸せにするためには「すべては、あなたの一人革命から始まる。」と私は考えています。最後にご協力いただいたすべての支援者の皆様と今は亡き祖父母に感謝の意を述べ、筆を置かせていただきます。

推薦

情報が簡単に手に入る世の中で大切なことは、何を知り、何を選ぶかです。私は本書を読み「知らないこと」の怖さを知りました。何も知らずに日々を生き、何も知らずに食べていることが、自分の健康を害しているかもしれない。しかも知らず知らずのうちに。本来、日本人なら身につけているべき生き方が継承されていない。本書は、著者の経験や各種データに基づき、今の日本人の生き方に警鐘を鳴らしています。

私はおふくろの味で育ちました。母はバランスを考え、食材を選び、食べ方から教えてくれました。その影響で偏食もなく、食べるものを選ぶ習慣が自然と身につきました。お蔭様で、元氣で健康です。食生活が原因となる病気もありません。食は漢方薬です。今まさに、免疫力が必要不可欠になる世の中になっています。

姿勢を正し、氣を充実させ、正しく食べ、規則正しい生活をする。本書は、食やライフスタイルと健康の関係性を解説し、実践するためのガイドブックです。

現在、中日ドラゴンズが選手に提供する食事の主食は、玄米と白米を選べるようになっています。選手が良いパフォーマンスを発揮し続けるには、元氣で健康であることが絶対条件となります。つまり、「何を」選ぶかです。

しかしながら、選びたくても選択が無いと困ります。これを支えてくださるのが、農家のみなさん。**元氣な土地が元氣な食物を生み、元氣な食物で人が元氣になる。**知らないと応援できませんね。私は生産者の情報が紹介されている食べ物を積極的に食べています。世の中には、モノがあふれているのに、足りないと言う情報が多すぎます。取り過ぎ、やり過ぎで、情報が埋もれてしまっています。昔から言われています。「過ぎたるは及ばざるがごとし」「腹八分目」「良い加減」。

また、何事もプロセスが大事です。モノは、「どのような過程を経てできているの？何が安全なのか？」を正しく知りたいものです。

本書に記載される、ヒモトレ、丹田チューニング、礼・型・躾ワークは、**健康改善・強化やパフォーマンスの向上**に有効です。

身体を操るためには体軸が大事です。**心身ともに自分の中心を感じる**。姿勢が崩れると呼吸も浅くなります。呼吸は、お腹の力でしっかりと吐けること。姿勢と呼吸は、近代スポーツにおいても重要な要素となっています。動画を参考に体質改善にチャレンジしてください。**自然と腹圧があがり、お腹に力が入る**ようになります。

武道は、姿勢や呼吸法を重んじます。呼吸は間合い。姿勢は心を相手に悟られない強さ。無駄な力みや力を削ぎ、身体を操るための基本です。息を沈めて、臍下丹田に氣を集め、心静かに力を溜める。著者の造語である『着物姿勢』を、日常のトレーニングにも取り入れると良いでしょう。

スポーツを通じて人を成長させるために、礼に始まり礼に終わる。礼には、尊敬の念と感謝の意味が含まれています。環境、場、道具、相手に対して感謝する氣持ち、意識が固有の形となり、「型」という文化を生み出してきました。表層的な部分ではなく、その本質を知ってこそ、初めて正しく活用することができます。今こそ日本人らしい思いやりの心と、礼を重んじる生き方を次世代に継承したいものです。

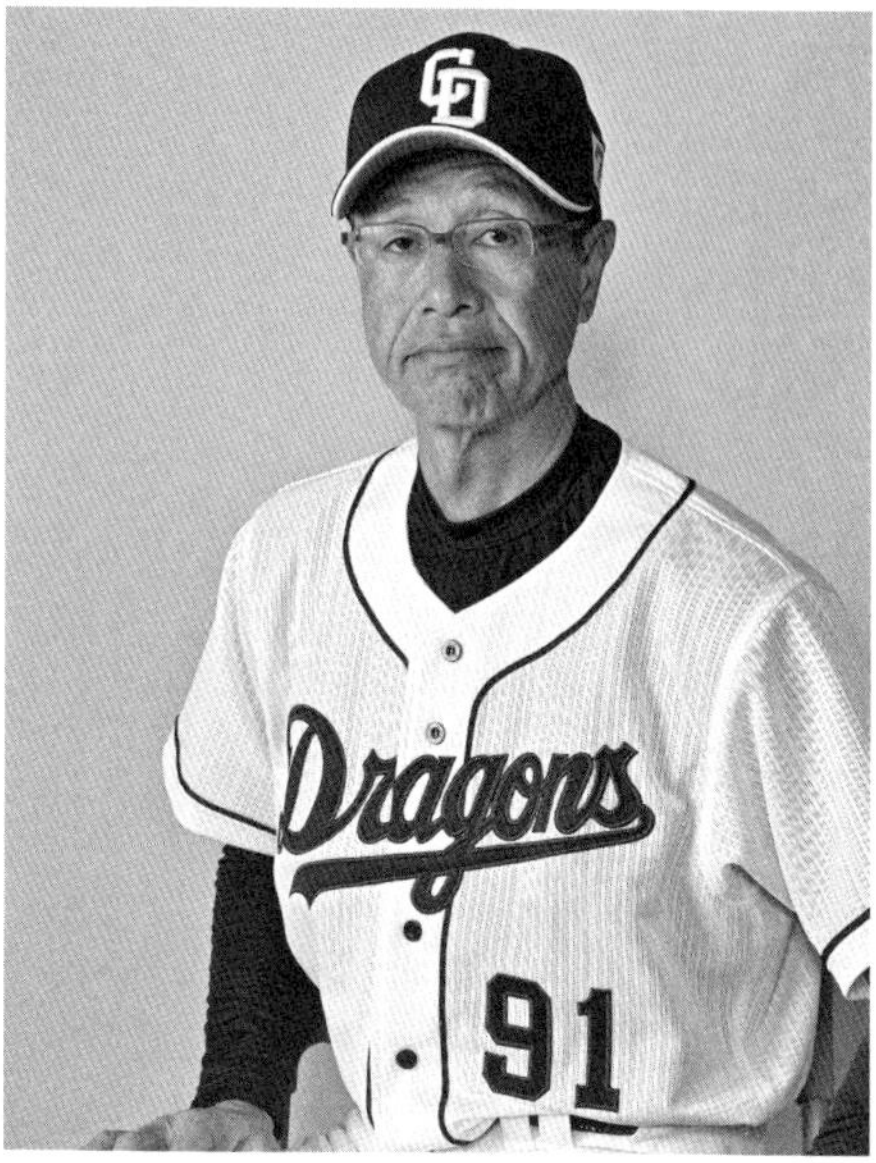

© 中日ドラゴンズ

三木安司（みきやすし）

昭和35年4月15日神戸市生まれ。中京大学体育学部体育学科、兵庫県立社高校卒、専門は陸上競技短距離。昭和59年に中日ドラゴンズ入団。トレーニングコーチ（1983年～2014年）、2020年より現場に復帰し、一軍コンディショニングコーチ。前中日ドラゴンズ野球振興本部野球振興部長 兼 特定非営利活動法人ドラゴンズベースボールアカデミー事務局長、中日ドラゴンズジュニアチーム代表（2014年～2019年）と監督・選手からの信頼も厚い。

巻末付録

動画（身体編／基礎・基本・応用／まとめ）

基礎	１本のヒモを使ってできる１日３分でできる簡単なストレッチ方法をいくつか厳選して紹介。
基本	肩甲骨とお腹（体幹部）の２ヶ所を３吸10吐のリズムで行う丹田呼吸法と肩甲骨ほぐしを紹介。
応用	しつけ・礼法を活用し、意識と形から中心軸をつくる方法を紹介。（基礎、基本ができてから実践）
実践	３つのエクササイズの繋がりから中心軸ができたかどうかを確認する新聞パンチワークを紹介。

動画（食事編／基礎・基本・応用／まとめ）

基礎	一汁三菜食をつくる際のポイントを紹介。特に重要な、「天然だし」のつくり方。
基本	超元氣食の元となる無農薬玄米を深炒りし、セラミドとαグルカンを発生させる「深炒り玄米粒」のつくり方。
応用	健康の元は、土壌にある。自宅でできる「ミネラル豊富なプランター」のつくり方。
実践	年齢や競技を問わず、数々のトップアスリートを食で変革。なぜ食でそこまで結果が変わるのか事例を紹介。

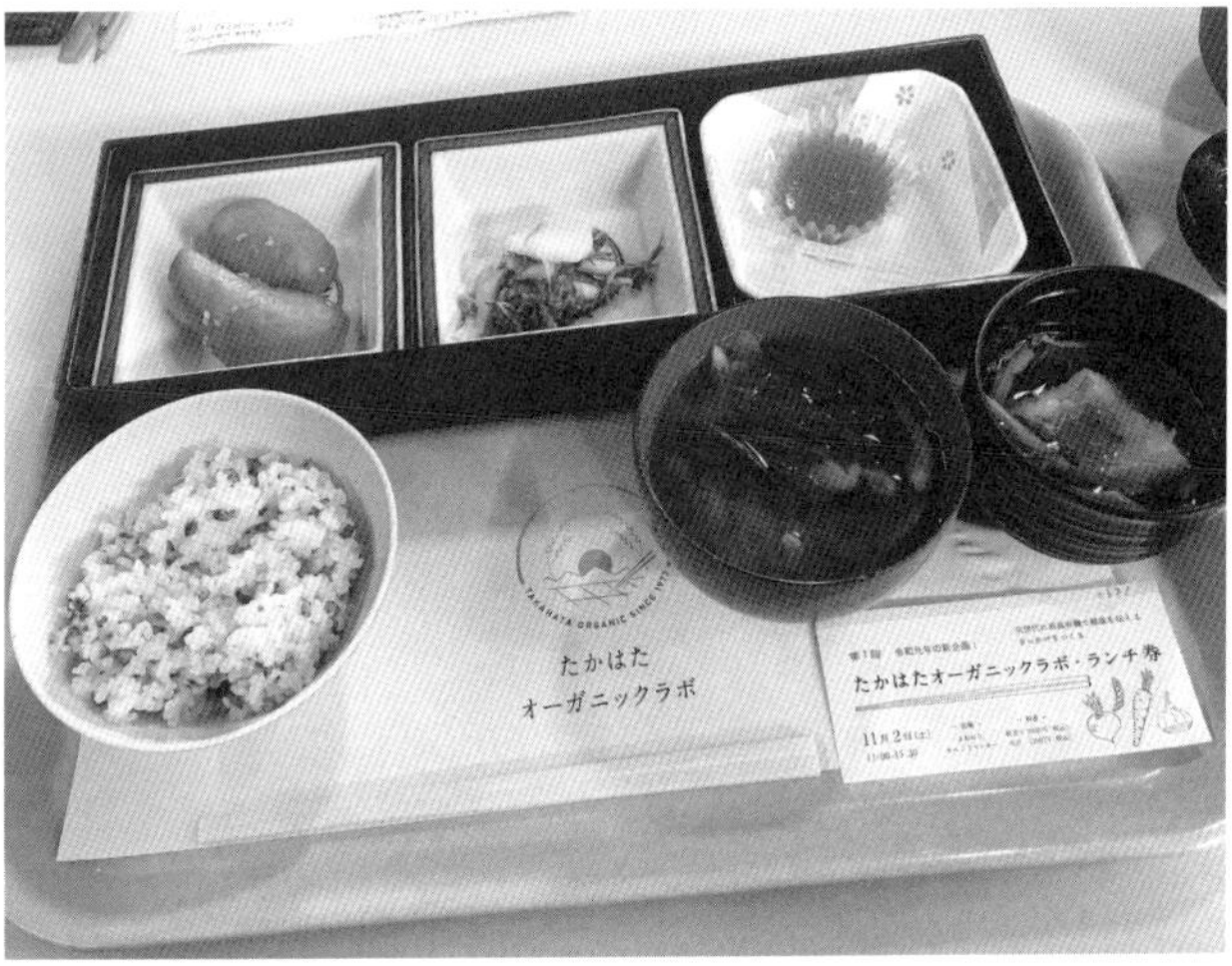

スペシャルサンクス

JA山形おきたま、高畠町、高畠町教育委員会、生活クラブやまがた生活協同組合、高畠町有機農業推進協議会、たかはたオーガニックラボ実行委員会、よねおりかんこうセンター、学校法人九里学園高等学校、山形県立米沢栄養大学健康栄養学部加藤守匡研究室、学習塾スターグローブ市ヶ尾

居場所づくり和楽茶の間、和法薬膳研究所

イラスト制作：大河原かなみ（おかめデザイン代表）

Takahata Organic Lab

←公式WEBサイト

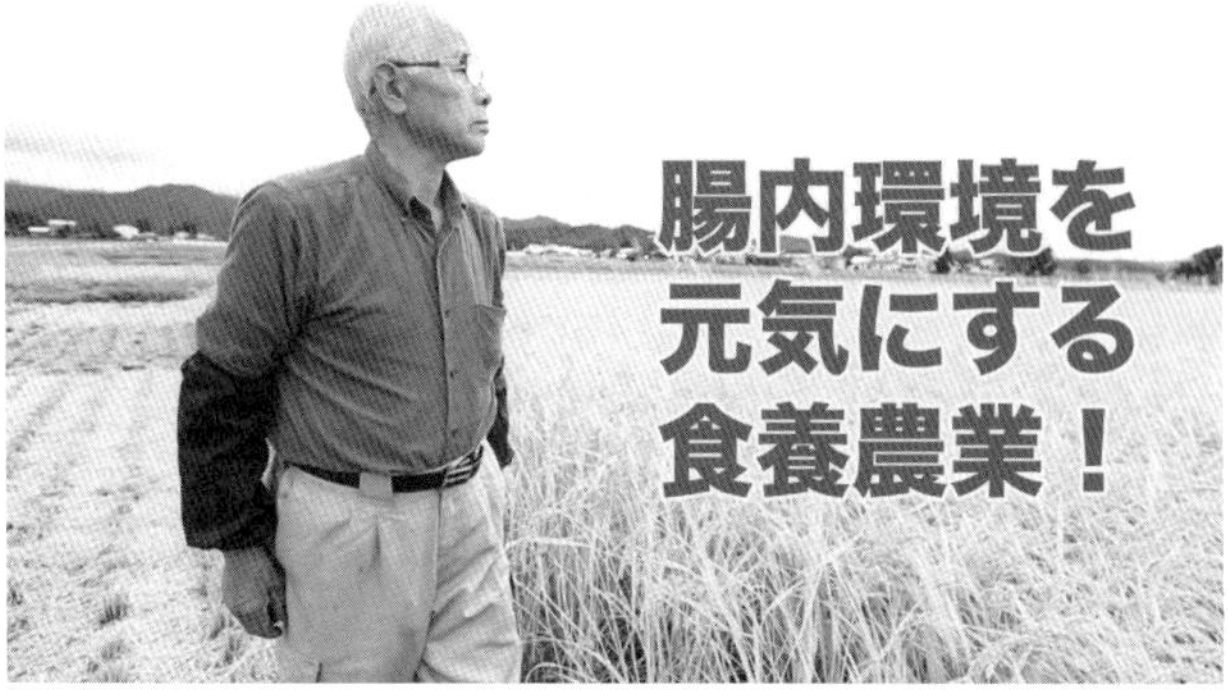

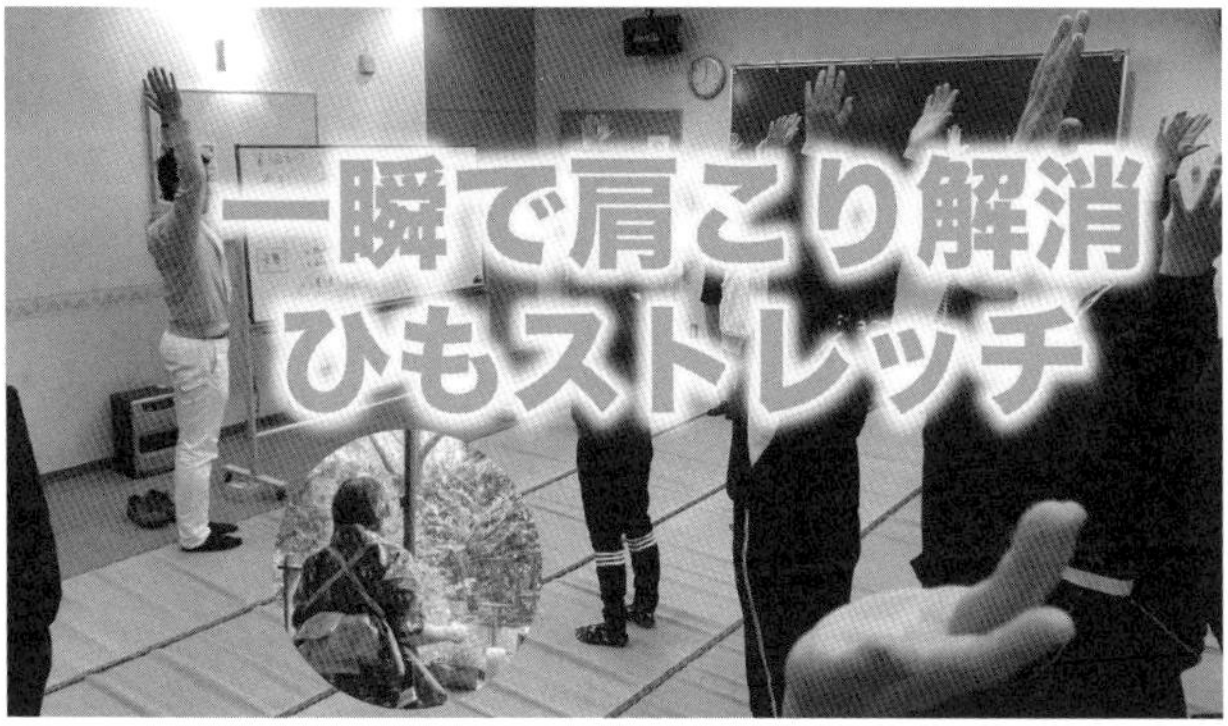

健康創生 YouTube 大学	本来、健康づくりには、お金はかかりません。地方にこそ、先人が繋いでくれた世界に誇る栄養分豊富な食の文化が眠っているのです。

おすすめ書籍／参考文献

一、体と健康を理解するための本

①うつ・キレるを治すトレーニング（著：有田秀穂）

②ヒモ一本のカラダ革命 健康体を手に入れる！（著：小関勲）

③やせる!体幹チューニング 体が目覚め腸が動き出す！（著：須田達史）

④心と体 つよい子に育てる躾（著：宇城憲治）

二、食と健康を理解するための本

①生ごみ先生が教える「元気野菜づくり」超入門（著：吉田俊道）

②子どもが育つ玄米和食（著：西福江）

③奇跡の食育（著：前島由美、監修：真弓定夫）

④体質と食物 健康への道（著：秋月辰一郎）

⑤土の学校（著：木村秋則）

有機農業運動と暮らしを知る

これらの書物は、町の地域資産が教育的観点から集約されているので、自治体職員、学校教職員の研修や必読書として活用することをお勧めしたい。お金では買えない地域資源を子々孫々受け継ぎ、大切にしていただきたい。

「耕す教育」の時代

星 寛治　著／清流出版／2006年

‘有機農業と地域づくり’がわかりやすくまとめられた1冊です。比較的易しい表現で書かれており、「戦後、なぜ農薬・化学肥料が当たり前になった時代に、有機農業・食農教育へと行き着いたのか?」現代に生きる人々には想像がつかない、知られざる物語が展開されています。今の時代にこそ、見直したい教育の形が見えてきます。

高畠学

原 則　著／藤原書店／2011年

早稲田環境塾として、環境汚染と向き合い、世界・日本全国の優良事例から本格的な学びを実践する原ゼミ。当時、有機農業の聖地として注目を浴びた高畠町を舞台に、生物多様性、持続可能な社会、生き方を、学生たちや地元民と共に考え、結晶化した至極の1冊。

自分史

星 寛治　著／清水弘文堂書房／2019年

1973年に農協の有機農業を後押しした一楽照雄さんとの出会いから有機農業研究会を発足。そこから現在に至るまでの様々なドラマが詳細に綴られています。昭和・平成・令和時代を農民として生きてきて、食と農業の未来への期待を込めた提言も盛り込んだ1冊です。

フォトギャラリー①

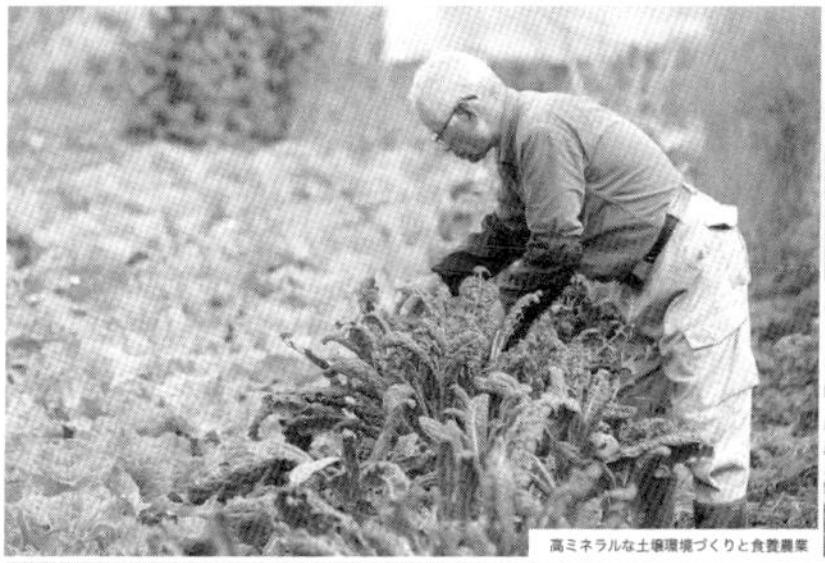
高ミネラルな土壌環境づくりと食養農業

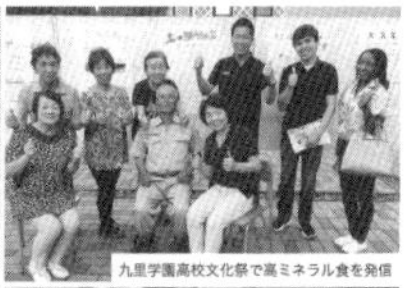
九里学園高校文化祭で高ミネラル食を発信

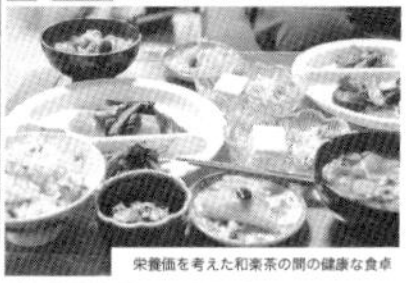
栄養価を考えた和楽茶の間の健康な食卓

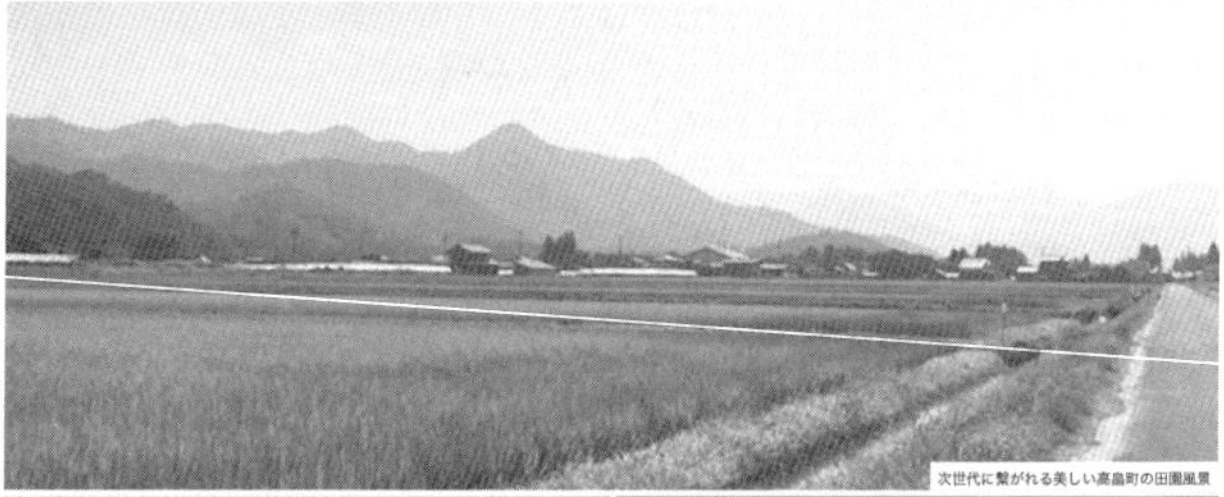
次世代に繋がれる美しい高畠町の田園風景

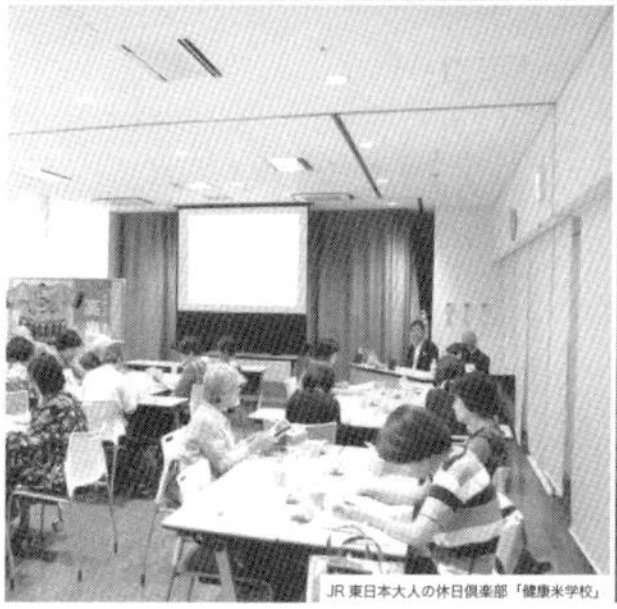
JR 東日本大人の休日倶楽部「健康米学校」

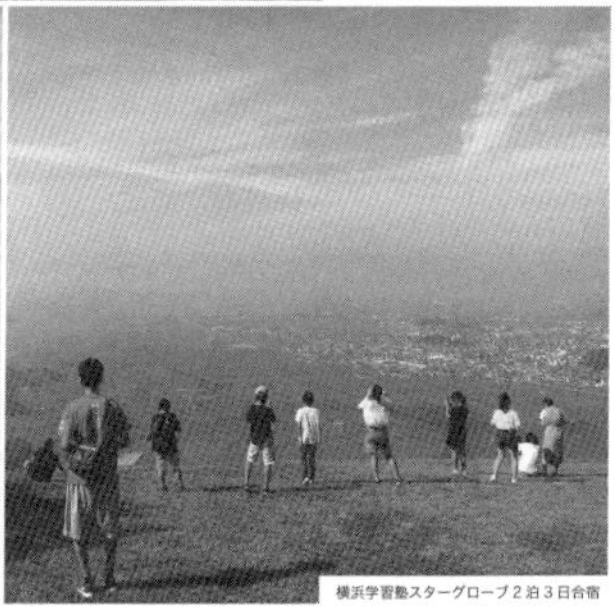
横浜学習塾スターグローブ２泊３日合宿

フォトギャラリー②

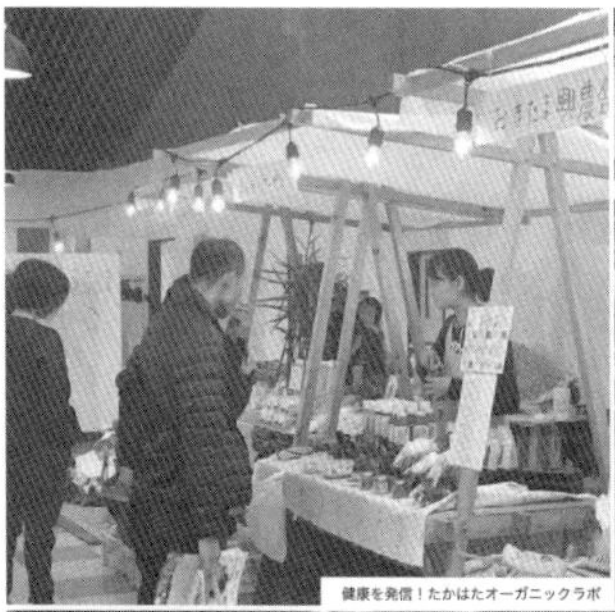
健康を発信！たかはたオーガニックラボ

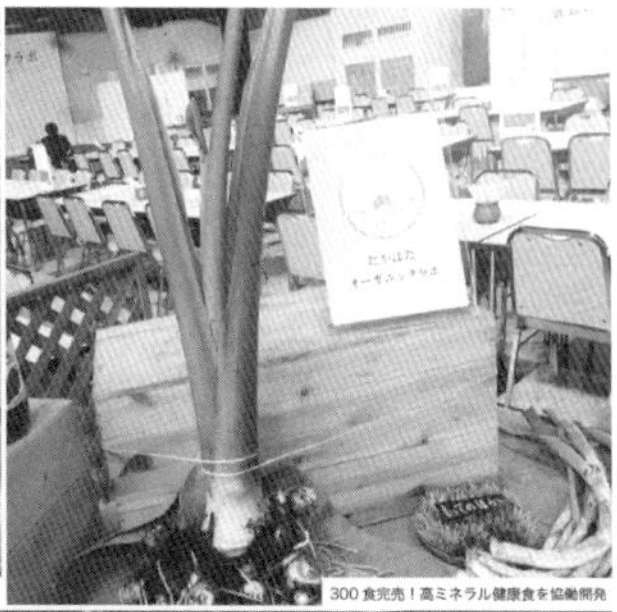
300食完売！高ミネラル健康食を協働開発

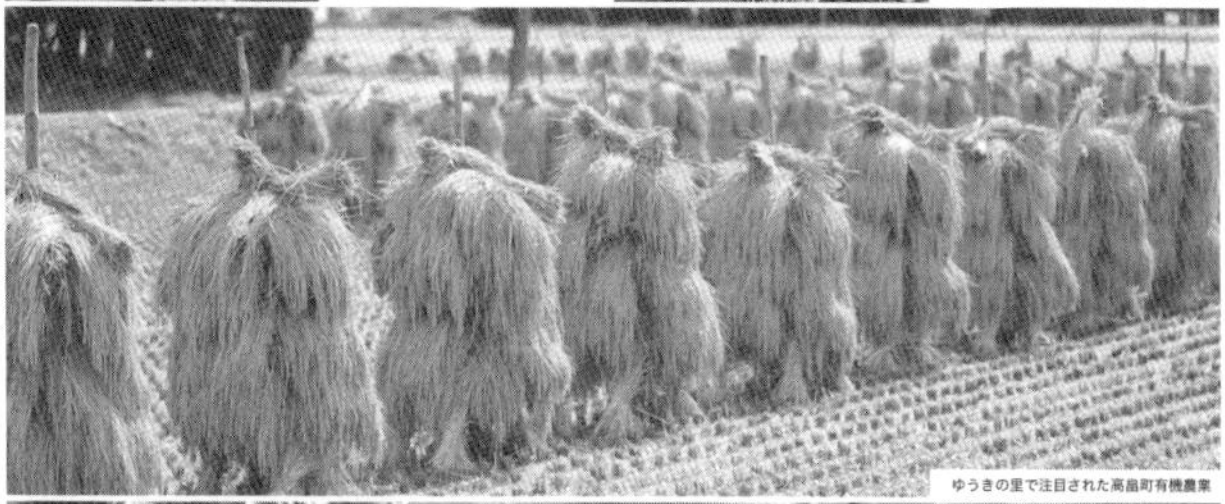
ゆうきの里で注目された高畠町有機農業

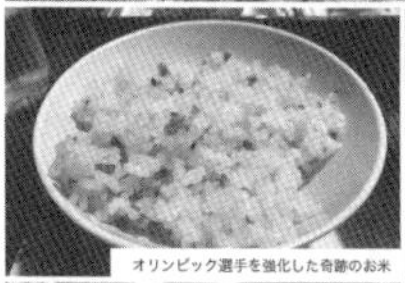
オリンピック選手を強化した奇跡のお米

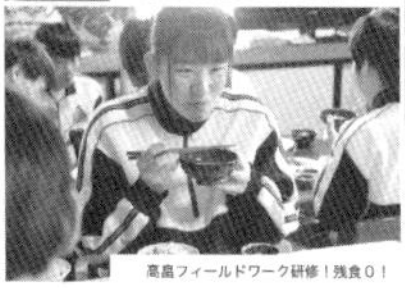
高畠フィールドワーク研修！残食０！

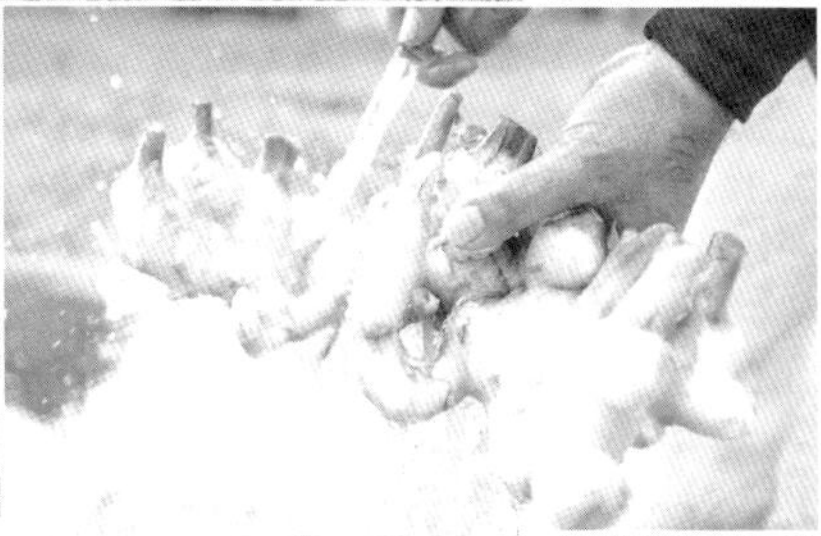
有機栽培の大地で育った巨大しょうが

健康な農作物（玄米・野菜・果樹）が買える高畠町農家と団体

地域の暮らしと環境、辞せ歳の健康を守ろうと、美味しい無農薬玄米、野菜、果樹を生産している農家と団体です。掲載しているのは地域のリーダー的な方々です。是非、下記の HP から農家さんと交流をし、友だちになって。「豊かな食卓」を彩る素材そのものの味や栽培に関するこだわり、作物の奥にあるそれぞれの物語を支えてください。他にも、本の感想や質問等がございましたら、下記の QR コードからお問い合わせください。

団体名・個人名(品目)	TEL	住所（高畠町大字以降）	HP
団体			
			○
高畠町有機農業提携センター（米・野菜・果物・加工品）		上和田 1680	○
上和田有機米生産組合（米 JAS 認証有）	0238-56-2069	馬頭 127-1	○
株式会社おきたま興農舎（米 JAS 認証有・野菜・果物・加工品）	0238-57-4116	露藤 85	○
電子技法高畠研究会（米・野菜・果物・加工品）	0238-52-1483	竹の森 997	○
和法薬膳研究所 / 菊地農園（米・野菜・加工品）	0238-56-2023	下和田 1707	○
商業施設			
よねおりかんこうセンターたかはた地産館（直売所）	0238-57-2140	福沢 7-1072	○

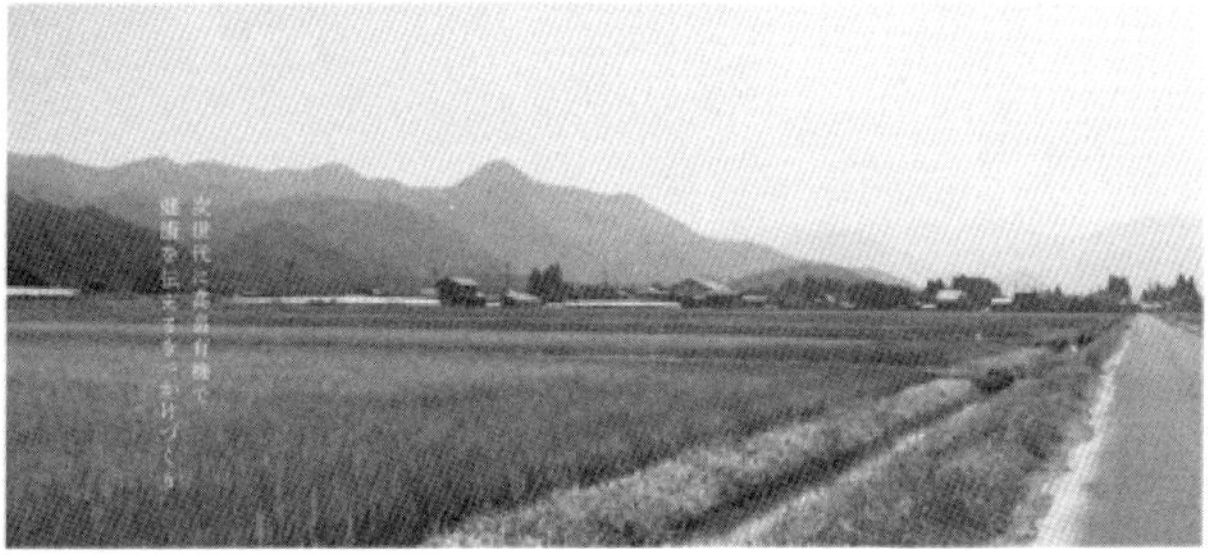

各種 SNS

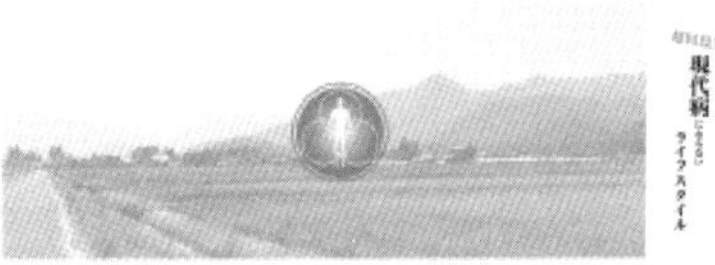

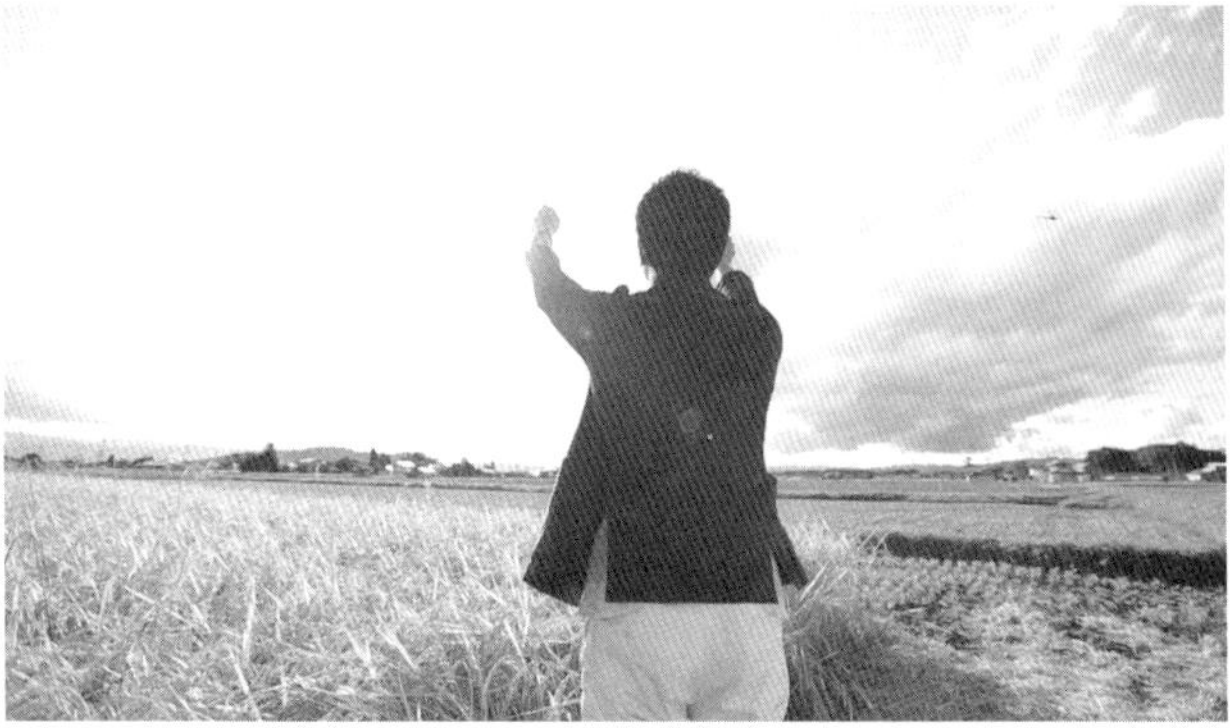

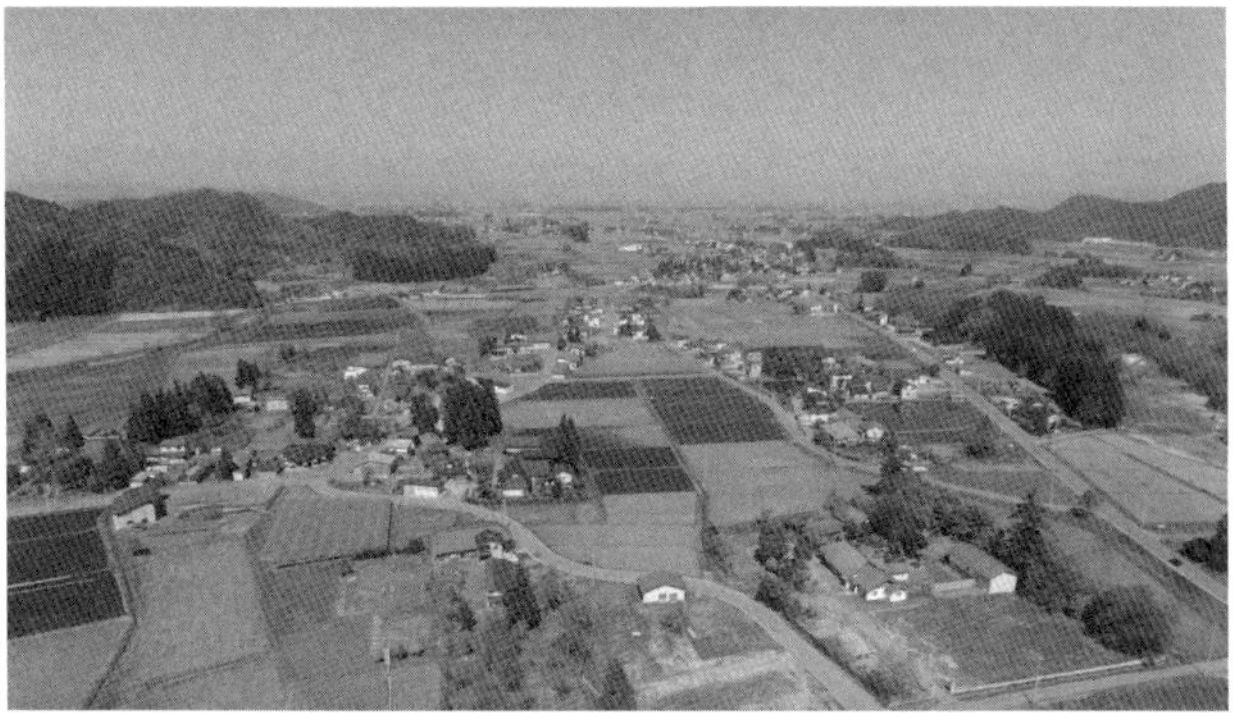

【著者紹介】

外薗明博（ほかぞの あきひろ）

1984年愛知県豊橋市生まれ。

2007年中京大学体育学部健康科学科卒業（硬式野球部所属）。

同年、JICA青年海外協力隊に志願。ウガンダ共和国に派遣され、戦災孤児を対象にスポーツ・体育教育の普及啓発、アフリカ大学スポーツ最高峰FASU開会式の企画プロデュースに携わる。帰国後、日本人に合った健康づくりや青少年問題（非行・引きこもり）の解決をめざし、中高等学校や国際NGOで独自の健康指導を展開。

「生き抜く力の高め方」「究極の健康力」「食と姿勢が変われば心も変わる」をテーマに、全国で幅広い講演活動を続けるかたわら、メディアにも多数出演。

2017年から山形県高畠町が「たかはた未来創生総合戦略」として掲げる町地域活力創生プロデューサー事業に参画し、食と健康の地域ブランドを構築。第6次町総合計画策定アドバイザー、九里学園高等学校「地域との協働による高等学校教育改革推進事業・グローカル型指定校・初代コーディネーター（文科省主催）」などの公職を務める。

現在は西日本を拠点とし、地方創生コンサルタントとして「産学官連携、食と農、健康、スポーツ、観光、教育」の分野で活動している。

超《ちょう》元《げん》氣《き》!　現代病《げんだいびょう》を防《ふせ》ぐニッポンの知恵《ちえ》

2020年8月18日　第1刷発行

著　者　外薗明博
発行人　久保田貴幸

発行元　株式会社 幻冬舎メディアコンサルティング
〒151-0051　東京都渋谷区千駄ヶ谷4-9-7
電話　03-5411-6440（編集）

発売元　株式会社 幻冬舎
〒151-0051　東京都渋谷区千駄ヶ谷4-9-7
電話　03-5411-6222（営業）

印刷・製本　シナジーコミュニケーションズ株式会社
装　丁　三浦文我

検印廃止

Printed in Japan
ISBN 978-4-344-92920-3 C0095
幻冬舎メディアコンサルティングHP
http://www.gentosha-mc.com/